Inspiration
WUNSCHFORM

ESSEN UND LEBEN WIE ES ZU MIR PASST

ILONA BÜRGEL

Impressum

© edition Sächsische Zeitung
SAXO'Phon GmbH, Ostra-Allee 20
01067 Dresden
www.editionsz.de

1. Auflage Januar 2008

Titel	Fotomontage . Motive von Fotolia
Layout	Ronny Rozum . www.creaface.de
Druck	Druckhaus Dresden GmbH . www.druckhaus-dresden.de

ISBN 978-3938325-46-9

Für Sie zusammengestellt

VORWORT

Guten Tag liebe Leserinnen und Leser,

herzlich willkommen und danke, dass Sie dieses Buch in Ihren Händen halten. Wenn Sie gern essen, gern gut leben und dabei in körperlicher und geistiger Wunschform sein wollen, haben wir gemeinsame Interessen. Ich beschäftige mich seit vielen Jahren mit der Frage, wie wir unseren Alltag gestalten können, damit wir all das erreichen, was wir uns wünschen. Da war bei mir zunächst der Traum vom Wunschgewicht, es folgten Fitness, berufliche Entwicklung und Lebensfreude. Parallel wuchsen die Anforderungen des Lebens, das Tempo. Es galt, mehr in kürzerer Zeit zu meistern und dabei sich selbst nicht zu verlieren. Ich bin ein sehr wissbegieriger Mensch, der viel probiert und interessiere mich brennend für das Thema Ernährung. Ich weiß oft aus eigener Erfahrung, wovon ich spreche.

In diesem Buch finden Sie einen komplexen Überblick der interessantesten aktuellen Erkenntnisse und Theorien aus den verschiedensten Perspektiven. Von mir und meinen Klienten weiß ich, nur wenn wir selbst für uns sorgen, können wir gesund und zufrieden leben. Ich definiere dabei Wunschform als ein Mosaik von körperlichen, geistigen und emotionalen Einflussgrößen, die es zu kennen und verstehen gilt. Glauben Sie wenig, testen Sie viel. Ihr Befinden ist der Maßstab. Wenn Sie sich dabei Verständnis und Authentizität wünschen, sind Sie hier richtig.

Herzlich Ihre

Ilona Bürgel

KALEIDOSKOP ERNÄHRUNG

Man kann weder gut denken, noch gut lieben, noch gut schlafen, wenn man nicht gut gegessen hat. Virginia Woolf

Lassen Sie uns den Ausflug in das Reich des optimalen Essens und Lebens beginnen mit drei eher selten gestellten Fragen, die zum Verständnis unserer Gewohnheiten jedoch recht interessant sind.

WARUM ESSEN WIR? Essen dient der Aktivität und Leistung und wird gesteuert durch den Primärtrieb Hunger. Es ist bei drei Mahlzeiten am Tag und einer Lebenserwartung von circa 75 Jahren mit etwa 80.000 Mahlzeiten eines der häufigsten Ereignisse im Leben. Essen ist eine individuelle Verhaltensweise, die durch Sinnlichkeit und Motivation geprägt ist, Ritualen und Normen folgt und soziale Werte widerspiegelt.

WELCHE ROLLE SPIELT ESSEN? Grundsätzlich sind zwei Präferenzen zu definieren: Esse ich zur Versorgung (der Magen soll nicht knurren) oder um des Erlebnisses willen (es muss mir auch gut tun). Weitere Funktionen kommen hinzu: Unterhaltung (z. B. Veranstaltungen und Kochkurse), Langeweile füllen, Zeit verkürzen (wie im Flugzeug), Versorgen (Partner und Familie), Demonstration von Macht und Reichtum, Selbstverwirklichung durch besondere Essensphilosophien, Ersatz, innere Leere füllen, Stressabbau … Sie finden sicher noch weitere.

WAS MACHT DEN WERT DER NAHRUNG AUS? Zunächst sprechen wir vom Nährwert (ist etwas nahrhaft, sättigend) bzw. vom Gesundheitswert (wie bekömmlich und verträglich ist etwas). Hinzu kommen Genusswert (appetitlich aussehend,

Selbstreflektion

- Ich esse zu wenig Vitamine.
- Ich esse zu viel Süßes.
- Ich esse zu viel Fertignahrung.
- Ich esse zu viel Fast Food.
- Ich esse zu viele Backwaren.
- Ich trinke zu viel Alkohol.

- Ich esse zu schnell.
- Ich esse zu unkonzentriert.
- Ich esse ohne Sättigung.
- Ich esse nebenher.
- Ich esse zu wenig.
- Ich esse zu viel.

- Ich werfe keine Reste weg.
- Ich esse immer auf.
- Ich habe öfter Heißhunger.
- Ich esse mittags wenig, abends viel.
- Ich knabbere beim Fernsehen.
- Ich kann nicht „Nein" sagen.

- Ich esse und trinke aus Langeweile.
- Ich esse und trinke aus Frust.
- Ich esse und trinke aus Einsamkeit.
- Ich esse und trinke zur Belohnung.
- Ich esse und trinke zum Stressabbau.
- Ich esse und trinke als Ersatz.

wohlschmeckend), ökonomischer Wert (preiswürdig, billig gegen teuer), funktionaler Wert (ist es erreichbar, einfach zuzubereiten) und Kulturwert (also etwa Familientradition). Wie wichtig das Essen in unserem Leben ist erkennen Sie auch daran, wie oft es symbolisch in unserer Sprache vorkommt, etwa „jemanden zum Fressen gern haben", „alles ist in Butter" oder „Tomaten auf den Augen haben".

Wollen Sie darüber nachdenken, wie und was Sie essen, sind „Warum" und „Wofür" wichtige Fragen. Es gibt kaum ein Gebiet, in dem sich unsere Persönlichkeit, unsere Biographie und die Einheit von Kopf und Körper so deutlich zeigen wie beim Essen. Deshalb halten wir uns auch schwer an die vielen Ratschläge, wie wir essen sollen. Die Theorie sieht eben oft anders aus als unsere persönliche Praxis. Ich bin mir sicher, Sie kennen Ihre Schwachstellen beim Thema Essen recht genau. Vielleicht sogar dann, wenn Sie mit Ihrem Gewicht, Ihrer Gesundheit oder Leistungsfähigkeit unzufrieden sind. In der Übersicht oben kommt die Gelegenheit, das herauszufinden.

Ich möchte zunächst in Erinnerung rufen, wie unsere Nahrung aufgebaut ist. Wir unterscheiden grundsätzlich drei Kategorien: Kohlenhydrate (wie Kartoffeln, Reis und Gemüse), Eiweiße (wie Fisch, Fleisch und Käse) und Fette. Dabei können Kohlenhydrate und Fette als Brennstoffe und Eiweiße als Baustein entsprechend der Art ihrer Grundverwertung im Körper angesehen werden. Bei der Verdauung der Nahrung sind beispielsweise Enzyme, Mineralien, Hormone beteiligt, die der Körper wiederum aus der Nahrung gewinnt.

EIWEISS ist der Hauptbaustein für unseren Körper. Daraus bildet er u. a. neue Zellen. Eiweiß liefert die Aminosäuren, die zur Fettverbrennung im Körper benötigt werden und ist Voraussetzung für die Bildung des Fettverbrennungshormons Glukagon, dem Gegenspieler des Insulin in der Bauchspeicheldrüse. Die Eiweißverdauung findet im Magen (Pepsin) und Dünndarm statt.

FETT ist ein besonderer Energielieferant, weil es neun Kalorien/Gramm im Gegensatz zu vier Kalorien/Gramm bei Kohlenhydraten und Eiweiß zur Verfügung stellt. Fett wird nach der Herkunft in tierische und pflanzliche, nach der Zusammensetzung in gesättigte und einfach oder mehrfach ungesättigte Fette unterschieden. Seine von uns häufig gewünschte Verbrennung ist mit großem Aufwand für den Körper verbunden. Es wird dazu Sauerstoff benötigt. Fett wird im Zwölffingerdarm unter Beteiligung von Bauchspeicheldrüse und Galle verdaut. Es wird langsamer verdaut, weshalb es länger satt macht. Des Weiteren sendet die Bauchspeicheldrüse bei der Fettverarbeitung ein Signal (Cholozystokinin) an das Gehirn mit der Nachricht, dass die Versorgung mit Energie sichergestellt ist und Sättigung eintreten kann. Nicht benötigte Fette können ausgeschieden werden, es sei denn, dass vorhandenes Insulin die Fettspeicherung hervorruft. Wie Sie alle täglich erleben können, ist Fett Geschmacksträger Nummer eins in unserer Nahrung.

KOHLENHYDRATE werden vom Körper bevorzugt als Energielieferant benutzt, weil sie leicht zu verarbeiten sind. Sie werden in Glukose (Zucker) aufgespalten. Diese wird, wenn sie nicht umgehend verbraucht wird, als Glykogen in Leber und Muskeln gespeichert und steht dem Körper sofort als Energiereserve zum Beispiel für körperliche Belastungen zur Verfügung. Wird auch diese Reserve nicht verbraucht, können Fettspeicher angelegt werden. Die Kohlenhydratverdauung beginnt im Mund und wird in Magen und Dünndarm fortgesetzt. Ballaststoffe machen natürliche Kohlenhydrate für den Körper besonders wertvoll. Sie sind insbesondere in Vollkornprodukten und Gemüse enthalten. Sie fördern die Verdauungstätigkeit des Darms und liefern Nährstoffe für unsere Gesundheit.

Von besonderer Bedeutung für die Wunschform ist der Einfluss von Kohlenhydraten auf den Blutzuckeranstieg. Kohlenhydrate, die den Blutzuckerspiegel wenig ansteigen lassen, werden als niedrig glykämisch bezeichnet. Kohlenhydrate, die einen starken Anstieg bewirken, als hoch glykämisch. Der Messwert für den Einfluss auf den Blutzuckeranstieg heißt glykämischer Index (GLYX oder GI). Wie wird der Blutzuckerspiegel reguliert? Insulin ist ein Hormon. Es wird von der Bauchspeicheldrüse nach Bedarf erzeugt, um überschüssigen Zucker im Blut abzubauen und so den Blutzucker konstant zu halten.

Sie können sich Insulin wie einen Schlüssel vorstellen, dessen Aufgabe es ist, die Zellen für den Zucker zu öffnen, damit er dort verbrannt wird, wenn wir uns ausreichend bewegen. Sind die Zellen offen, gelangt aber auch das Nahrungsfett mit hinein. Deshalb hat Insulin den Beinamen „das Speicherhormon" erhalten. Ist viel Glukose im Blut, wird viel Insulin ausgeschüttet und umgekehrt.

Solange das Hormon Insulin im Blut ist, wird außerdem kein Fett abgebaut, weil die Bildung von anderen Hormonen, Fettverbrennern wie Glukagon, unterdrückt wird. Die Bauchspeicheldrüse arbeitet nach dem Entweder-Oder-Prinzip. Werden hoch glykämische Nahrungsmittel aufgenommen, schüttet die Bauchspeicheldrüse übermäßig viel Insulin zum Abbau aus, so dass der Blutzuckerspiegel unter sein Normalmaß sinkt. Zu diesem Zeitpunkt entstehen Müdigkeit und Abge-

Ernährungscheck

- Was bedeutet Essen für Sie?
- Welche Essgewohnheiten gab und gibt es in Ihrer Familie?
- Essen Sie mit Genuss?
- Essen Sie heimlich?
- Welches Essen tut Ihnen gut, bringt neue Energie?
- Welches Essen macht Sie müde, macht Appetit auf mehr?
- Haben Sie „Fressattacken"? Wenn ja, wann?
- Was essen Sie am meisten von dem Sie wissen, dass es nicht gut für Sie ist?
- Wie viel essen Sie: was auf dem Teller ist oder bis Sie satt sind?

schlagenheit. Sie kennen das bestimmt. Dem Körper steht nicht genug Energie für seine Funktionen zur Verfügung. Ein konstanter Blutzuckerspiegel ist für den Köper aber existentiell. Deshalb werden Heißhungerattacken ausgelöst, um neue Glukosebausteine zur Anhebung des Blutzuckers zu erhalten. Haben Sie das berühmte Nachmittagstief und greifen jetzt zu süßem Kaffee, Keksen oder Gummibärchen beginnt das Auf und Ab der Energie von vorn und Sie werden relativ wahrscheinlich abends vor dem Fernseher einschlafen.

Betrachten wir die Menschheitsgeschichte, so haben die Steinzeitmenschen zunächst Beeren, Früchte, Samen, Nüsse und alles, was die Natur so an den Bäumen wachsen ließ, gegessen. Außerdem wurde Wild gejagt. Die Nahrung bestand folglich vorwiegend aus Eiweißen und Fetten. Der Ackerbau kam menschheitsgeschichtlich erst später hinzu. Es wird deshalb davon ausgegangen, dass der menschliche Körper bessere Sättigungsreflexe für Fett und Eiweiß hat, als für die später dazu gekommenen Kohlenhydrate.

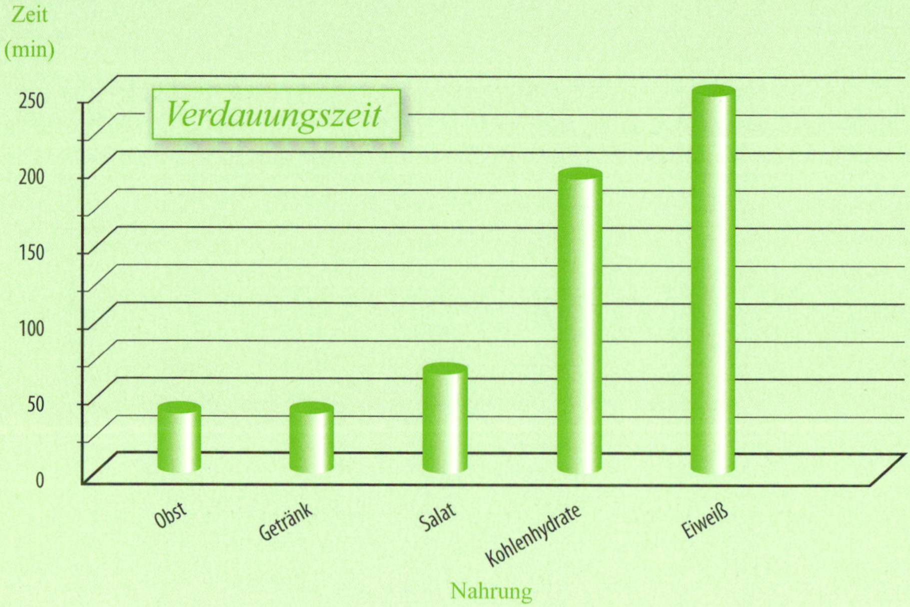

Sie können einmal probieren wie viele Bratwürste Sie ohne Beilage essen können oder wie viele Scheiben Brot. Sie werden sehen, dass Sie viel mehr Brot vertragen. Das Satt-Signal stellt sich kaum ein. Erst recht gilt dies für denaturierte, verarbeitete Lebensmittel, die absichtlich Hunger und Appetit austricksen. Wir werden nicht satt und essen immer mehr.

Die VERDAUUNGSZEITEN für eine Mahlzeit sind sehr verschieden, je nachdem, wie sie zusammengesetzt ist. Sie sollten diese Zeiten im Hinterkopf haben, wenn Sie Ihre Nahrungsaufnahme planen, insbesondere für das Abendessen, damit sich Verdauung und Nahrungsaufnahme nicht gegenseitig behindern.

Wussten Sie schon, dass der Körper in einem VERDAUUNGSRHYTHMUS arbeitet, nämlich in drei Abschnitten: 12 bis 20 Uhr Aufnahmephase, 20 bis 4 Uhr Verarbeitungs- und Ausnutzungsphase, 4 bis 12 Uhr Ausscheidungsphase? Wenn Sie sich an dieses Modell halten, erleichtern Sie Ihrem Körper die Verdauungsarbeit erheblich.

Das heißt, Sie sollten nach 20 Uhr nichts Verdauungsintensives mehr essen. Die alte Regel, morgens wie ein Kaiser zu essen, ist damit auch hinfällig geworden. Das wird denen gefallen, die morgens keinen Hunger haben. Dieser Rat stammte noch aus der Zeit, als schwere körperliche Arbeit geleistet werden musste und der Körper dafür schnell verfügbare Energie benötigte. Das ist bei unserer heute vorwiegend leichten körperlichen Belastung nicht mehr der Fall. Sie können einmal ausprobieren, wie es Ihnen bekommt, vormittags nur Obst zu essen. Obst ist eine Mahlzeit, die kaum Verdauungsenergie bindet und Sie dadurch fit und munter machen kann.

Ich selbst favorisiere keine Mahlzeit ausfallen zu lassen, damit der Körper nicht auf Speichern bei der nächsten Mahlzeit umschaltet. Es werden bei fehlender Nahrungszufuhr biologische Schutzmechanismen aktiv, die aus den Anfängen der Menschheitsgeschichte stammen, heute noch funktionieren und später im Buch vertieft werden. Optimal wäre es, wenn unser Instinkt wieder geweckt werden könnte. Hunger ist ein Mangelsignal. Es zeigt, dass Nährstoffe fehlen und der Körper bereit ist, neue Nahrung aufzunehmen. Das heißt aber auch, dass der Körper jetzt Nachschub braucht. Stellen Sie sich die Situation wie bei Ihrem Auto vor wenn die Benzinlampe brennt. Leider übersehen wir dieses Signal bei unserem Körper allzu oft. Das Auto würde stehen bleiben, der Körper verliert seine Leistungsfähigkeit. Deshalb sollten Sie nicht essen weil Mittag ist, sondern wenn Sie Hunger haben.

Ein wichtiger Einflussfaktor für unser Wohlbefinden ist die Art der Nahrung, die wir zu bestimmten Zeiten zu uns nehmen. Eine Obstmahlzeit am Morgen ermöglicht es dem Körper, zu entschlacken und sich zu reinigen. Obst macht auf der anderen Seite aber hungrig und hält nicht lange vor. Zum Mittag sollten Sie Eiweiß essen, auch in Kombination mit Kohlenhydraten, weil dessen Verdauung anspruchsvoller ist und abends die Eiweißverdauung den Schlaf stören kann. Ein Abendessen mit Eiweißen hat allerdings den Vorteil, dass die Produktion des Wachstumshormons angeregt werden kann, welches die Fettverbrennung und Qualität der Zellerneuerung fördert. Mittags gegessene Kohlenhydrate sind leichter verdaulich, können aber den Blutzucker durcheinander bringen. Der bekannte Abfall des Blutzuckerspiegels mit den Symptomen Müdigkeit und Heißhunger ist die Folge. Die Lösung ist einfach: probieren Sie aus, ob Sie Unterschiede beim Zeitpunkt der Aufnahme von Kohlenhydraten oder Eiweißen spüren und entscheiden Sie in Abhängigkeit von Ihren Zielen: Wollen Sie gut schlafen, sind abends Kohlenhydrate wie Brot günstiger, wollen Sie abnehmen, essen Sie abends Eiweiße und Gemüse. Generell ist unsere Gewohnheit, mittags kaum und abends viel zu essen ungünstig, weil der Stoffwechsel zur Mittagszeit am besten und abends weniger arbeitet.

Eine vielfach diskutierte Frage ist die der Häufigkeit von Mahlzeiten. Nachdem drei Mahlzeiten propagiert wurden, kam in den letzten Jahren die Empfehlung, fünf kleine Mahlzeiten am Tag zu sich zu nehmen. Der Blutzuckerspiegel bleibe konstant und Heißhungerattacken oder Leistungstiefs fiellen aus. Neuerdings liegen wieder drei Mahlzeiten im Trend, weil sich herausgestellt hat, dass wir bei vielen kleinen Mahlzeiten doch insgesamt mehr essen. Grundsätzlich gilt, dass eine Mahlzeit so sättigend sein sollte, dass sie bis zur nächsten Nahrungsaufnahme anhält. Durch die ständige Angst, zu viel zu essen, nehmen wir heute zu den Hauptmahlzeiten zum Teil zu wenig Nahrung zu uns und gleichen dies dann durch Naschen zwischen den Mahlzeiten aus.

Nur ausreichende Insulinpausen zwischen den Mahlzeiten führen im Übrigen zur Fettverbrennung, weil der Körper dann Energie aus den Fettspeichern entnehmen muss. Sollte der Körper Hunger oder Appetit melden, können kleine eiweißhaltige Zwischenmahlzeiten weiterhelfen. Günstig sind dabei z. B. Joghurts, Nüsse und einheimische Früchte. Fast Food und industriell gefertigte Snacks treiben uns unwillkürlich in den Kreislauf des Nicht-Satt-Machens und Noch-mehr-Essen-Wollens. Also Hände weg. Bei Zwischenmahlzeiten sollten Sie sich jedoch immer fragen, ob Sie aus Hunger oder Gewohnheit essen.

Ernährungsoptimierung

- Sorgen Sie für Abwechslung und Vielfalt beim Essen.
- Lassen Sie sich vom gesunden Essen fremder Kulturen inspirieren.
- Nehmen Sie sich Zeit für Ihr Essen, planen Sie Raum für Genuss ein.
- Essen Sie regelmäßig und lassen Sie keine Mahlzeit ausfallen.
- Essen Sie konzentriert und langsam, kauen Sie gründlich.
- Trennen Sie Essen und Trinken zur Optimierung der Verdauung.
- Essen Sie mehrere Gänge: Mehr Spaß, kleinere Portionen, bessere Sättigung.
- Beachten Sie den Verdauungsablauf: Mittags wird das meiste Essen vertragen.
- Probieren Sie Essen nach Biorhythmus: Abends Gemüse und Eiweiß, mittags Eiweiß und Kohlenhydrate, morgens Kohlenhydrate.
- Schluss mit dem schlechten Gewissen: Essen mit Genuss stärkt das Immunsystem.

Wenn Sie nicht recht wissen, was Ihnen am besten bekommt, empfehle ich, für einige Zeit ein Ernährungstagebuch zu führen. Ich nutze das für Klienten und auch für mich, wenn ich herausfinden will, warum ich ständig Hunger habe. Es hilft, einen objektiveren Blick auf Menge, Zutaten und Zeiten des Essens sowie Trinkens zu werfen. Getränke spielen bei gesunder Wunschformernährung eine besondere Rolle – Sie sollten damit nicht geizen. Trinken Sie so viel wie möglich, mindestens drei Liter am Tag. Der Körper gibt täglich etwa zweieinhalb Liter ab. Am günstigsten ist es, gleich morgens damit anzufangen. Das größte Trinkpensum sollte bis zum späten Nachmittag absolviert sein. Die Flüssigkeit muss den Körper auch wieder verlassen. Trinken Sie nicht zu kalt, der Magen wird es Ihnen danken. Versuchen Sie, ungesüßte Getränke zu konsumieren und verdünnen Sie Säfte. Benutzen Sie keinen Zucker, keinen Süßstoff, keinen Honig und keinen Ahorndicksaft; stattdessen Fruchtzucker, Stevia oder Agavendicksaft. Am einfachsten und gesündesten ist es, viel Wasser zu trinken.

ESSEN ZWISCHEN THEORIE UND PRAXIS

Die Menschen glauben fest an das, was sie sich wünschen.

Gaius Julius Cäsar

So glauben wir heute manchmal daran, dass wir nur irgendetwas anderes essen müssten und unser Körper würde sich – am besten über Nacht – in unseren Traumkörper verwandeln. Was ist so schlecht an unserem Körper, dass wir uns einen anderen wünschen müssten? Es könnte so leicht sein, wenn wir jeden Tag etwas für den Erhalt unserer Potentiale tun würden. Dann bräuchten wir manche Theorie gar nicht.

Bereits in der Antike wurden Dicke und Dünne unterteilt und Dicke galten als Beleidigung für das Auge. Andererseits wurden üppige Formen zeitweise nicht nur in der Kunst verehrt, sondern waren nach Kriegszeiten durchaus auch ein Zeichen von Wohlstand. Erst vor etwa 200 Jahren wurde die Kontrolle des Essverhaltens interessant. Seien wir froh, dass wir nicht im 19. Jahrhundert leben als Aderlass, Seife lutschen oder Blutegel im Interesse der Figur eingesetzt wurden. Ende des 19. Jahrhunderts etablierte sich eine Kur, bei der Fettzellen mittels mechanischer Kraft zerdrückt werden sollten – es wurde auf den Bauch gesprungen oder dieser gequetscht.

Schauen wir uns die seit Mitte des letzten Jahrhunderts bekannten Theorien näher an. Die ältesten Formen des Diäthaltens sind FdH „Friss die Hälfte“ und Kalorien zählen. Eine Kalorie ist die Energie die benötigt wird, um ein Gramm Wasser von 14 auf 15 Grad Celsius zu erwärmen. Der Mensch wurde im Hinblick auf seinen Energieverbrauch mit einer Maschine verglichen. Je mehr Nahrung (Brennstoff) man zu sich nimmt, umso mehr könne verbraucht werden. Und umgekehrt lautete die Annahme, wenn man weniger Brennstoff zu sich nähme, müsse bei einem konstanten oder erhöhten Verbrauch die Energie aus den Fettreserven des Körpers bezogen werden. Dies funktioniert jedoch praktisch nicht, weil der menschliche Körper keine exakt berechenbare Maschine ist und Fettverbrennung in Mangelsituationen nur begrenzt stattfindet.

Sie sollten dazu auch wissen, dass bei einem kontinuierlichen Kalorienüberschuss keine proportionale Gewichtszunahme erfolgt, ja sogar viele Menschen trotz Kalorienüberschuss gar nicht zunehmen. Viel schlimmer ist allerdings eine andere Erkenntnis der Anwender des Kalorienzählens. Der Körper stellt sich auf eine verringerte Energiezufuhr ein. Er drosselt den Stoffwechsel und verbraucht so weniger Energie. Gleichzeitig merkt er sich die Mangelsituation und beginnt mit jeder neuen Nahrungsaufnahme, Reserven für eventuell wieder kommende Notzeiten anzulegen. Millionen Menschen auf der Welt achten auf ihre Kalorienzufuhr und die Menschheit wird immer dicker.

Warum? Selbst wenn Sie nach der Diät wieder normal und nicht mehr essen als vorher, werden Sie zunehmen. Der nächste Schritt ist eine weitere Drosselung der Kalorienzufuhr, die der Körper genauso beantwortet. Der Effekt ist inzwischen „Jo-Jo“ getauft worden, weil zwischen Zunehmen und Hungern ständig hin und her geschwankt wird. Jeder, der es einmal versucht hat, kennt den Effekt. Wenn ich schreibe „Hungern“ dann ist es auch so. In der Regel reduzieren wir die Kalorienmenge so sehr, dass der Körper hungert und er sich mit über Jahrmillionen antrainierten biologischen Mechanismen dagegen wehrt. Sie befinden sich in einem nicht zu gewinnenden Gefecht. Nicht zu vergessen der psychische Faktor gegen die ständigen Hungerattacken und das schlechte Gewissen anzukämpfen, wenn wir ihnen nachgegeben haben.

Mindestens genauso problematisch sind ERSATZMAHLZEITEN. Angefangen von Kautabletten mit Enzymen und Ballaststoffen über Sättigungsdrinks können wir ja vieles ausprobieren.

Vor 15 Jahren hatten die „Magenfüller“ noch die Konsistenz von Zement im Magen. Ich habe es versucht und kann Ihnen nur davon abraten. Sie füttern Ihren Körper mit der blanken Chemie. Es fehlt die Befriedigung des Essens, der Heißhunger wird immer größer. Gegen ihn gewinnen Sie niemals! Vor allem aber hält man so eine Ernährung nur kurze Zeit durch. Dann kehrt man völlig ausgelaugt und am Ende der Nerven zur Ursprungsernährung zurück und bezahlt die Selbstkasteiung auch noch mit einem schnellen Gewichtsanstieg.

Nachdem sich das Abnehmen mit der Kalorientheorie als falsch erwiesen hatte entwickelte die Ernährungswissenschaft die Strategie der FETTREDUKTION. Aufgrund des hohen Energiegehaltes von Fett (neun Kalorien im Vergleich zu vier bei Kohlenhydraten und Eiweiß) wurde davon ausgegangen, dass durch die Reduktion von Fett dem Organismus weniger Energie zugeführt wird als er braucht, und er so sein eigenes Fett verbrennt. Der Fettverbrauch sollte im Übrigen bei 60 bis 80 Gramm pro Tag bei Gewichtsbewussten liegen und wird mit 120 bis 130 Gramm pro Tag in Deutschland bei weitem übertroffen, so dass diese Strategie zunächst einleuchtend erscheint. Bekannteste Vertreter sind die Weight Watchers, die klassische Brigitte-Diät oder die Pfundskur in Sachsen. Ein kleiner Denkanstoß: Die Franzosen nehmen in ihrer täglichen Nahrung 30 Prozent mehr Fett als die Amerikaner zu sich und haben trotzdem weniger Fettleibige. 1991 ergab eine Studie der Weltgesundheitsorganisation, dass die Franzosen das geringste Gewicht der westlichen Länder haben. 1997 wurde in den USA ermittelt, dass die Fettleibigkeit in den letzten zehn Jahren um 31 Prozent anstieg, während der Fettverbrauch sank und der Verbrauch kalorienreduzierter Produkte wuchs. Kann dann die Fett-Theorie stimmen?

Auch heute noch ist das Fettzählen weit verbreitet. In der Folge wird oft wenig gegessen, so dass der Stoffwechsel erlahmt, obwohl die langfristigen Erfolge klar gegen diese Theorie sprechen. Ein weiterer Nachteil des übertriebenen Fettbewusstseins ist, dass die Art der Fette nicht mehr unterschieden wird und eine Nuss als genauso schlecht eingestuft wurde wie eine Schweinshaxe. Insbesondere Frauen haben aus lauter Angst vor dem Zunehmen Fett aus der Nahrung größtenteils entfernt. Das führte zum Siegeszug der fettreduzierten Produkte, die zwar weniger Fett, aber dafür umso mehr Zucker und Geschmacksverstärker enthalten. Sie machen uns Appetit und bringen durch viel Insulin, das, was wir verhindern wollen: Fettspeicherung.

Wir wissen heute, dass auch Erkrankungen des Gehirns wie Depressionen oder Alzheimer mit einer Unterversorgung an ungesättigten Fetten verbunden sind. Andere Tipps: „Natürliche Nahrung", bei der energetische Aspekte im Mittelpunkt stehen. Nahrungsbestandteile werden eingeteilt, ob sie dem Körper Energie bringen oder entziehen. Außerdem lohnt es sich, einen Blick auf die thermischen Betrachtungen der chinesischen Medizin zu werfen. Nahrung wird klassifiziert in wärmend oder kühlend und Lebenssituationen bzw. Menschen danach beurteilt, ob sie Wärme oder Kälte benötigen. Mir gefällt, dass nicht alle Menschen über einen Kamm geschoren werden, sondern verschiedene Konstitutionen unterschieden werden. Besonders für Frauen ist der Wärmegehalt von Nahrung für ihre Befindlichkeit von Bedeutung. Nahrung, die den Menschen auskühlt, zieht nach dieser Lehre den Körper zusammen und verhindert dabei auch Gewichtsverlust. Ein beeindruckendes Beispiel ist der Salat, der als kühlendes Lebensmittel eingestuft wird. Hierzulande nehmen wir an, dass Salatessen schlank macht.

SÄUREN UND BASEN sind ein weiteres – umstrittenes – Kriterium, Nahrung zu betrachten. Unser Körper ist eine chemische Fabrik, in dem ein Übergewicht an Basen herrschen sollte, obwohl er selber vorwiegend Säuren produziert. Das heißt, der Ausgleich sollte durch die Nahrung erfolgen. Das Blut hat normalerweise einen leicht basischen Wert von 7,36 bis 7,44 und auch der Urin sollte im Schnitt leicht basisch sein.

Durch moderne Nahrungsmittel, bei besonders erhöhtem Energiebedarf wie bei Sport und Stress (Denken sie einmal an den Ausspruch „ Da bin ich aber sauer" wenn man sich ärgert!)

werden vom Körper vermehrt Säuren gebildet, die ausgeschieden werden müssen. Die Nahrungsmittel können unterschieden werden nach ursprünglich sauer (Beispiel Obst) oder basisch (Beispiel Reis) bzw. nach der Art ihrer Reaktion im Körper in Basenbildner (Obst) oder Säurebildner (Reis). Starke Säurebildner sind Tee, Kaffee, Alkohol, zuckerhaltige Süßigkeiten, Fast Food, Konserven, aber auch industriell bearbeitete Eiweiße wie fettreduzierter Käse oder gebratenes Fleisch. Leider gibt es kaum einheitliche Einordnungen der Lebensmittel in die eine oder andere Kategorie. Übersäuerung wird als Ursache für Krankheiten angesehen, Vorboten sind Müdigkeit, Kopfschmerzen, Gewichtszunahme.

Die TRENNKOST ist ein beeindruckendes Beispiel dafür, dass etwas funktioniert, was nicht mit wissenschaftlichen Untersuchungen bewiesen werden kann. Ein Plus, warum Trennkost bei so vielen klappt, ist, dass Sie fast alles essen dürfen. Es fällt leicht, sich an die Regeln zu halten. Die Zeit der Verbote ist vorbei. Eine ungeheure Erleichterung. Es sollen bei der Nahrungsaufnahme lediglich Kohlenhydrate und Eiweiße getrennt und mit „Neutralem" wie Gemüse kombiniert werden. Die Ernährung ist abwechslungsreich, mit viel Obst und Gemüse und Vollkornprodukten. Die erste Erfahrung, die ich machte, war, dass ich mich sehr viel energievoller fühlte. Dies sollte uns nicht wundern, denn die Theorie hinter der Trennkost besagt, dass sich Enzyme, die bei der Verdauung von Eiweißen und Kohlenhydraten vom Körper gebildet werden, gegenseitig behindern bzw. neutralisieren, wenn sie gemeinsam ausgeschüttet werden. Bei einer gemischten Mahlzeit kann der Körper also nicht effektiv verdauen. Trennen Sie die Nahrungsmittel, ermöglichen Sie dem Körper eine optimale Verdauung.

Nachdem Kalorien und Fette nicht als alleinige Erklärungen für unsere Gewichtssituation dienen konnten, kam das Thema ZUCKER UND INSULIN ins Spiel. Kennen Sie die Zuckeranteile in verschiedenen Lebensmitteln? Ich empfehle Ihnen, bei jedem Einkauf die Verpackungen zu studieren. Es ist gruselig, aber lehrreich:

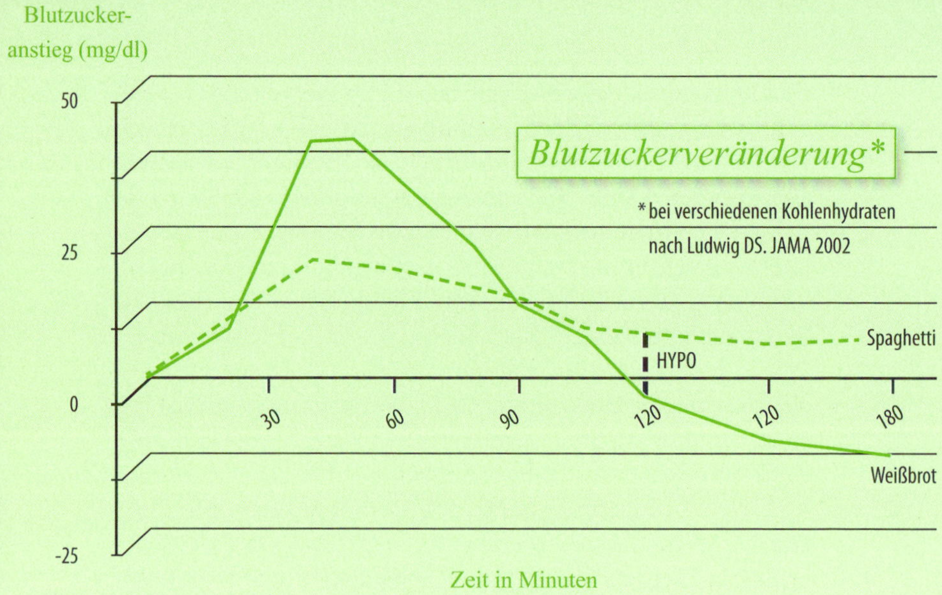

Nutella mit etwa 68 Prozent, Überraschungseier etwa 53 Prozent, Kakao-Instantpulver etwa 70 bis 80 Prozent, Müsliriegel und vorgefertigte Müsli-Mischungen bis 30 Prozent.

Die Zeit für das GLYX-Prinzip war gekommen, basierend auf der Methode des glykämischen Index, die 1976 in den USA von Prof. Carpo eingeführt wurde und in Frankreich (Montignac Methode), Australien (Kaye Foster-Powell, Jennie Brand-Miller), Österreich und der Schweiz schon weite Verbreitung gefunden hatte.

Der GLYKÄMISCHE INDEX (GI, GLYX) beschreibt die Fläche unter der Blutzuckerkurve nach Verzehr von 50 Gramm Kohlenhydraten in Form eines Lebensmittels im Vergleich zur Fläche unter der Blutzuckerkurve nach Verzehr von 50 Gramm Glukose – vereinfacht: Wie verändert sich der Blutzucker nach Nahrungsaufnahme. Glukose wurde dabei willkürlich der Wert 100 zugeordnet. Einige Tabellen für Nahrungsmittel beziehen sich auch auf Weißbrot als Referenzgröße, deshalb können Sie für ein Lebensmittel verschiedene GLYX-Werte finden. Zu beachten ist, dass bei der Bestimmung des GI von 50 Gramm Kohlenhydrat im Lebensmittel, nicht 50 Gramm Lebensmittel ausgegangen wurde, weshalb die Kritiker die Praxisferne monierten. Die Einteilung der Kohlenhydrate nach dem GI erfolgt mit Richtwerten, die im Hinblick auf die Stabilität des Blutzuckers festgelegt werden: weniger als 35 sehr gut, weniger als 50 gut und mehr als 50 schlecht.

Von besonderer Bedeutung für den Blutzuckerspiegel ist der Einfluss der verzehrten Kohlenhydrate, denn diese werden in Zucker(Glukose)moleküle zerlegt. Steigt der Blutzucker an, schüttet die Bauchspeicheldrüse Insulin aus, um diesen auf sein Normalmaß zu senken. Insulin hat die Aufgabe, die Zellen zu öffnen, um den Zucker zur Verbrennung hinein zu transportieren. Allerdings gelangt so auch das Fett in die Zellen. Solange Insulin im Blut ist, wird außerdem kein Fett abgebaut, vielmehr wird das Enzym für die Fettspeicherung Lipoprotein-Lipase (LPL) aktiviert. Der Gegenspieler des Insulins, Glukagon, der für den Fettabbau zuständig ist, wird geblockt.

Wird die normale Bauchspeicheldrüsenfunktion auf Dauer überstrapaziert, kommt es zum Hyperinsulinismus. Das bedeutet, die Bauchspeicheldrüse produziert regelmäßig zu viel Insulin und ist nicht mehr an den Blutzuckerspiegel angepasst. Die Dauerüberforderung bringt die Bauchspeicheldrüse aus dem Gleichgewicht. Der Insulinüberschuss führt zur Fettspeicherung und durch den Blutzuckerabfall sind wir ständig müde.

Wenn Sie sich beim Essen auf niedrig glykämische Kohlenhydrate konzentrieren, wird kaum Insulin ausgeschüttet, es wird kein Fett gespeichert. Die Bauchspeicheldrüse kann auf die Bildung des Fettverbrenners Glukagon umsteigen. Durch die reichliche Zufuhr von Eiweißen kann der Körper aus deren Aminosäuren die Fettverbrennerhormone wie Gukagon und HGH (menschliches Wachstumshormon) bilden. Die Eiweißverarbeitung ist für den Körper anstrengender, also mit größerem Energieaufwand verbunden. Das beschleunigt die Fettverbrennung, da zusätzlicher Energieverbrauch aus den Fettzellen gespeist wird. Hier liegt der große Unterschied zur Kalorienreduktion. Essen wir Eiweiße, muss der Körper diese verdauen. Er ist also aktiv. Der Stoffwechsel läuft, es kann Fett verbrannt werden. Essen wir stattdessen weniger, drosselt der Körper den Stoffwechsel, um zu sparen. Es wird eher kein Fett verbrannt. Die Bevorzugung von ungesättigten Fetten in der Ernährung mit dem GLYX-Konzept bringt ein geringeres Risiko der Fettspeicherung (im Gegensatz zu gesättigten Fetten), regt die Thermogenese an (Energieverbrauch über die Haut) und führt zum schnelleren Sattwerden, so dass wir maßvoller essen.

Inzwischen wurde der glykämische Index weiterentwickelt zum Begriff der GLYKÄMISCHEN LAST (1997 Harvard University). Dieser berücksichtigt neben der Qualität der Kohlenhydrate, also hoch oder niedrig glykämisch, den tatsächlichen Kohlenhydratgehalt eines Lebensmittels in einer Portion. Er ist praxisnäher und zeigt besser den relativen Insulinbedarf, den der Körper zum Glukoseabbau aufwenden muss.

Moderne Versionen des Blutzuckerprinzips finden sich in der GLYX-Diät von Marion Grillparzer, den Büchern von Michel Montignac, der LOGI-Methode von Dr. Nicolai Worm und Theorien, die unter „Low Carb" oder „Steinzeitdiät" bekannt sind.

Der Vorteil des Modells ist, dass man viel und lecker essen (was es sofort zu meinem Favoriten machte) und das Konzept deshalb langfristig umsetzen kann. Der Nachteil ist, dass die aktuellen Ernährungsangebote in unserer Umwelt sehr konträr sind. Wir haben nachzudenken und auszusortieren. Für manchen ist die Einschränkung von Brot und Kartoffeln die schwierige Abkehr von lieb gewordenen Gewohnheiten. Ich argumentiere dann gern so, dass gerade diese Gewohnheiten uns ja zu dem haben werden lassen, was wir sind und nun ändern wollen.

Einen Schritt weiter gehen Konzepte wie „Schlank im Schlaf" von Detlef Pape oder „metabolic balance" von Dr. Wolf

GLYX-Check

1. Es gibt Varianten, um die Wirkung von Essen auf den Blutzuckerspiegel zu verbessern.
   a) Viel rohes Fleisch dazu essen b) Viel Salat dazu essen c) Möglichst viel dazu trinken
2. Für den kleinen Hunger zwischendurch gibt es Trockenfrüchte. Welche sind ungünstig?
   a) Rosinen b) Äpfel c) Datteln
3. Wie kommt es, dass frisch gepresster Orangensaft einen höheren GI hat als die Frucht?
   a) Durch die Oxydation b) die größere Menge Orangen c) die verlorenen Ballaststoffe
4. Welcher Reis hat den besten glykämischen Index?
   a) Basmatireis b) Naturreis c) Wildreis
5. Hülsenfrüchte werden in der niedrig glykämischen Ernährung bevorzugt. Warum?
   a) Pflanzlicher Eiweißlieferant b) Preiswerte Beilagen c) Schnell zuzubereiten

Lösungen: 1b) 2a,c) 3c) 4c) 5a)

Funfack, die neben dem Insulinmechanismus individuelle Besonderheiten des Stoffwechsels und unseren Biorhythmus einbeziehen, was sehr zu begrüßen ist.

Unsere HORMONE sind erst in den letzten Jahren beim Thema Gewicht ins Gespräch gekommen, weil über sie Stoffwechselaktivität, Fettverbrennung und Hunger gesteuert werden. Auch beim Einfluss von Stress bewegen wir uns im hormonellen Bereich. Diese Vorgänge laufen ab, ohne dass wir zunächst etwas merken. Die Endresultate spüren wir dann allerdings schon und sie stimmen uns oft unzufrieden.

Bedingt durch die Unterversorgung mit Nahrung, durch Strategien der Reduktion von Fett und Kalorien, können oft wesentliche Brenn- und Vitalhormone des Körpers nicht gebildet werden, so dass uns der erfolglose Kampf gegen das Gewicht bei Müdigkeit und Energielosigkeit nicht wundern muss. Der Körper kann nur aus dem etwas herstellen, was wir ihm liefern. Alle Körpervorgänge, insbesondere Leistungsfähigkeit und

Der hormonelle Tageszyklus für Fettverbrennung

Tageszeit	Hormontyp	Aufgabe	Bildung u.a. durch
Morgen	Cortisol Schilddrüsenhormone (Thyroxin) ACTH	*Fettverbrennung in Mitochondrien* *Öffnet Fettzellen*	Eiweiß & Vitamin C
Mittag	Noradrenalin	*Schleust Fettpartikel ins Blut*	Gemüse
Abend	Adrenalin	*Schleust Fettpartikel ins Blut*	Eiweiß & Gemüse
Nacht	HGH (70 min nach Einschlafen)	*Fettverbrennung*	Eiweiß & Vitamin C

Fettverbrennung, werden von Hormonen gesteuert. Sie sind spezialisiert auf bestimmte Funktionen. Ihre Bildung erfolgt außerdem zu bestimmten Tageszeiten und kann durch die Auswahl unserer Nahrungsmittel, wiederum speziell der Eiweiße, unterstützt werden.

Ich befürworte die Entwicklung, dass nicht mehr nur der Körper bei der Beschäftigung mit Essen und Wunschform beachtet wird, sondern systemische Aspekte (z. B. „Abnehmen mit Klopfakupressur"), unsere Gedanken und Gefühle einbezogen werden (z. B. „Schlank werden beginnt im Kopf").

Ein Ansatz, der sich sehr Erfolg versprechend den psychischen Aspekten unseres Körpergewichtes und Essverhaltens widmet, ist meiner Meinung nach das „Ich-Gewicht" von Maja Storch. Das Herausragende ist, wie die Einzigartigkeit der Person, auch im Hinblick auf das Gewicht, im Mittelpunkt steht. Das „Ich-Gewicht" wird demzufolge gefühlt, nicht errechnet, ist flexibel, nicht normiert, ist selbst bestimmt, nicht fremd-

Somatische Markerdiagnostik nach Maja Storch

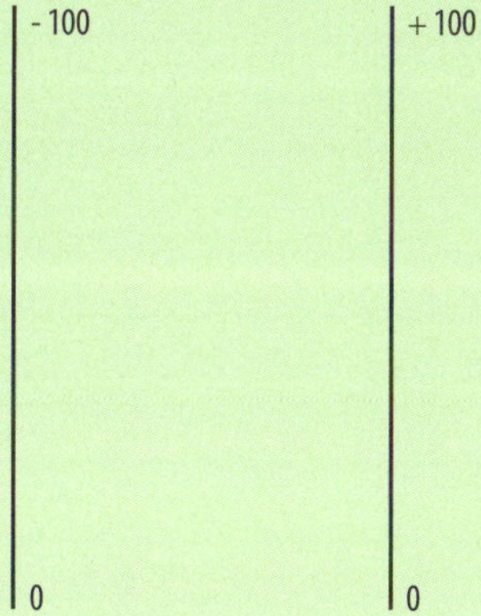

bestimmt und kommt ohne schlechtes Gewissen aus. Mentale Strategien für die Erreichung von Zielen werden genauso gut vermittelt wie die selbstständige Arbeit mit unseren seelischen Anteilen. Ich bin mir sicher, dass auch Sie wissen, dass Sie über eine innere Stimme oder Intuition verfügen. Nur: Wie oft hören Sie auf diese, wenn der Kopf andere Argumente bringt?

SOMATISCHE MARKER sind Körpersignale, mit denen unser Unterbewusstsein seine Meinung kund tut. Das kann ein Ziehen im Bauch sein oder ein Unwohlsein oder ein Lächeln – also eine Stimmung, die wir wahrnehmen. Zeichnen Sie zwei Skalen von 0 bis 100 wie im Bild oben gezeigt. Schreiben Sie über die beiden Skalen das gewählte Thema, zum Beispiel Abnehmen, und lauschen Sie einmal in sich hinein. Fragen Sie sich wie viele gute Gefühle (nicht Gedanken) habe ich dazu und setzen Sie einen Strich auf der positiven Skala, dann erforschen Sie die unguten Gefühle und setzten einen Strich auf die negative Skala. Versuchen Sie dabei, wirklich in Kontakt mit Ihren Gefühlen zu kommen.

Gerade Menschen, die sich schon lange mit der Lösung eines Problems befassen und schlechte Erfahrungen gesammelt haben, verfügen über viele Zweifel und Bedenken und starten einen neuen Versuch schon mit 60 oder 70 Prozent negativen Gefühlen. Dann werden Sie immer Ihr Unterbewusstsein als Gegenspieler zum guten Vorsatz haben, weil es versucht, Unangenehmes zu vermeiden. Das heißt nicht, dass Sie Ihr Unterfangen nun lassen sollen, sondern nur, dass Sie genau hinsehen müssen, um die Ursachen für die negativen Gefühle zu verstehen und sich mit diesen zu befassen. Für eine erfolgreiche Zielverwirklichung sollten die positiven Gefühle bei mindestens 80 Prozent, die negativen bei höchstens 20 Prozent liegen.

Ein letztes Wort zum Thema FASTEN, da es derzeit sehr in Mode gekommen ist. Fasten ist Entschlacken, Entgiften, Entsäuern, Regeneration, Vitalisierung, Belebung, Energieaufbau und innere Harmonie, sagen die Fans. Geistige und psychische Klarheit sowie ein Gefühl von Leichtigkeit und Lebensfreude können sich einstellen. Befürworter des Fastens gehen davon aus, dass es als die beste Vorbeugungsmaßnahme gegen Krankheiten gilt, Leben verlängert und Risikofaktoren für Erkrankungen senkt. Gegner betonen die Stress-Situation für Körper und Seele sowie die Gefahr des Jo-Jo-Effektes für den Stoffwechsel.

Ich halte die Gedanken des Für-Sich-Sorgens und einmal Verzichtens hinter der Fastentheorie für wesentlich. Nicht für jeden/jede ist Fasten geeignet und ganz besonders nicht, um abzunehmen. Auch halte ich das Fasten für eine sehr drastische Maßnahme, die oft mitten aus dem Alltag heraus begonnen wird, um danach wie zuvor weiter zu machen.

Das von einem Extrem ins andere zu fallen, halte ich für eher schädlich als heilsam. Im Verzicht kann man sich auch moderat üben und beispielsweise einmal alle Süßigkeiten weglassen. So können Abhängigkeiten aufgedeckt und Wertschätzung für die Dinge die wir haben, wieder entwickelt werden.

Esstippfavoriten

- Essen Sie mehr gesunde Eiweiße (Fisch, Geflügel, Joghurt, Quark, Soja, ...).
- Essen Sie viele Ballaststoffe (Hülsenfrüchte wie Linsen, Leinsamen, Weizenkleie).
- Essen Sie mehr Gemüse und weniger Obst, einheimisch und saisonal.
- Essen Sie malzfreies Vollkornbrot und das höchstens einmal am Tag.
- Essen Sie täglich Schokolade mit 70 Prozent Kakao.
- Essen Sie viele ungesättigte Fette wie in Oliven-, Rapsöl, Leinsamen, Nüssen, Fisch.
- Nein zu Fertigprodukten, Geschältem, Paniertem, Frittiertem.
- Achtung Zuckerfalle in Gummibärchen, Säften, Soßen und Müsli.
- Mindestens ein fleisch- und wurstfreier Tag pro Woche.
- Schränken Sie Säurebildner ein wie Weißmehl, rotes Fleisch, Kaffee und Alkohol.
- Verzichten Sie für eine bestimmte Zeit auf Genussmittel.
- Beschäftigen Sie sich mit Ihrem Körper, finden Sie Essen, das gut für Sie ist.

Ich bevorzuge die moderate Form der ayurvedischen Entschlackung: Möglichst neun Tage werden nicht der Arbeit, sondern ganz dem Körper gewidmet. Den Tag mit zwei Gläsern warmen Wasser beginnen und viel (Warmes) trinken. Morgensport treiben, Spaziergänge, Ruhen (kein Mittagsschlaf), kein Ärger, kein Stress, Entspannung, vormittags frisch gepresste Obst- und Gemüsesäfte trinken, reifes Obst essen. Meiden Sie drei bis vier Wochen konzentrierte Nahrungsmittel wie Fleisch, Wurst, Fisch, Getreideprodukte (Brot), Milch- und Milchprodukte, etc. Selbstverständlich auch Kaffee, Nikotin und Alkohol. Die Ernährung sollte leicht, warm, anregend, bitter sein. Sie sehen: auch hier steht der sorgsame Umgang mit sich selbst im Vordergrund.

ALLES BEGINNT IM KOPF

Alles was wir sind, ist das Ergebnis unserer Gedanken. Der Geist ist alles. Was wir denken, dazu werden wir. Buddha

Unser GEHIRN ist eine beeindruckende Hochleistungszentrale. Kaum vorstellbar ist dessen Kapazität. Pro Sekunde wird eine Informationsmenge von 400 Milliarden Bits verarbeitet, davon werden uns gerade einmal 2.000 bewusst. Es erfolgt also eine Filterung. Der Großteil neuronaler Informationen wird gehemmt und gelangt nicht in unser Bewusstsein. Hilfsmittel sind dabei Bewertungen, wie überlebenswichtig oder nicht, bekannt oder unbekannt. Wenn wir etwas wahrnehmen, was das Gehirn nicht genau identifizieren kann, greifen wir für die Beurteilung auf etwas Ähnliches zurück. Wichtig für unseren Alltag und das Erreichen unserer Ziele ist, dass zuerst eine unbewusste Informationsverarbeitung erfolgt. Vergangene Erfahrungen und Ereignisse werden wiederbelebt, wenn uns Ähnliches in der Gegenwart begegnet.

Was heißt das für Sie, wenn Sie sich beispielsweise vorgenommen haben, für Ihre Wunschform Sport zu treiben? Sie liegen früh im Bett und wollen (oder haben es sich zumindest vorgenommen) zum Laufen gehen. Ihr Unterbewusstsein kann ganz schnell all die schmerzhaften und langweiligen Trainingserfahrungen Ihres Lebens aufrufen und Sie zum Liegenbleiben ermutigen. Oder aber Gefühle wie Wohlbefinden in der Natur, Freude an der Bewegung sind bei Ihnen gespeichert und Sie werden aus dem Bett springen. Vermutlich werden Sie staunen, wenn ich Ihnen sage, dass Sie sogar im Bett liegen bleiben und in Gedanken den Morgenlauf absolvieren können und zwar mit mindestens dem gleichen Effekt als wären Sie gelaufen.

Wir verarbeiten etwa 65.000 GEDANKEN am Tag. Das ist die große Chance für uns, über mentale Kraft leichter das zu erreichen, was wir wollen. Wir können manche Dinge, wie unser Alter oder Umstände, wie das Wetter, nicht ändern. Aber unsere Einstellung dazu und damit die Wirkung auf uns. Materie folgt dem Geist. Sie sind was Sie denken. Mit Ihren Gedanken können Sie Körpervorgänge und Stimmungen beeinflussen, Selbstheilungskräfte des Körpers aktivieren oder hemmen. Es gibt viele Modelle, die versuchen, die Zusammenhänge zwischen Körper und Geist ganzheitlich zu erklären. Ich arbeite gern mit dem Fünf-Ebenen-Modell nach Dr. med. Dietrich Klinghardt, weil es schwer zu veranschaulichende Zusammenhänge gut verständlich macht. Im Übrigen, nur weil wir etwas nicht genau erklären können, wie zum Beispiel die Selbstheilungskräfte des Köpers, heißt das noch lange nicht, dass es nicht existiert.

Die unterste Ebene bildet unser KÖRPER, das was wir anfassen und messen können. Muskeln, Herz, Haare, Blutdruck usw. Den Körper nehmen wir über Empfindungen wahr wie verspannter Nacken, heiße Stirn oder kalte Füße. Auf dieser Ebene handeln wir meist, wenn wir uns mit unserer Gesundheit oder dem Gewicht beschäftigen und zum Beispiel abnehmen wollen. Dann treiben wir Sport, um mehr Muskeln zu bekommen, essen weniger, in der Hoffnung Fett zu verbrennen, nehmen Tabletten, die Hunger stillen oder lassen sogar Fett absaugen. Wie manche/r von Ihnen weiß, haben wir dabei meist nicht den gewünschten Erfolg, was Sie nun nicht mehr verwundern wird, da Sie verstehen werden, dass es noch mehr Ebenen gibt.

Wir sind außerdem ein ENERGIESYSTEM, Denken Sie daran, wie schnell man beim Händeschütteln einen leichten Schlag bekommt oder dass beim Herzstillstand Elektroschocks gegeben werden. Wenn Sie sich schon mit Akupunktur oder Yoga befasst haben, kennen Sie das Energieprinzip von Meridianen oder Chakren. Obwohl heute technisch die Energiebahnen des Menschen schon sichtbar gemacht werden können, bleibt Körperenergie etwas Diffuses. Wir nehmen sie eher mit Gefühlen wahr, wie zum Beispiel antriebslos oder glücklich sein.

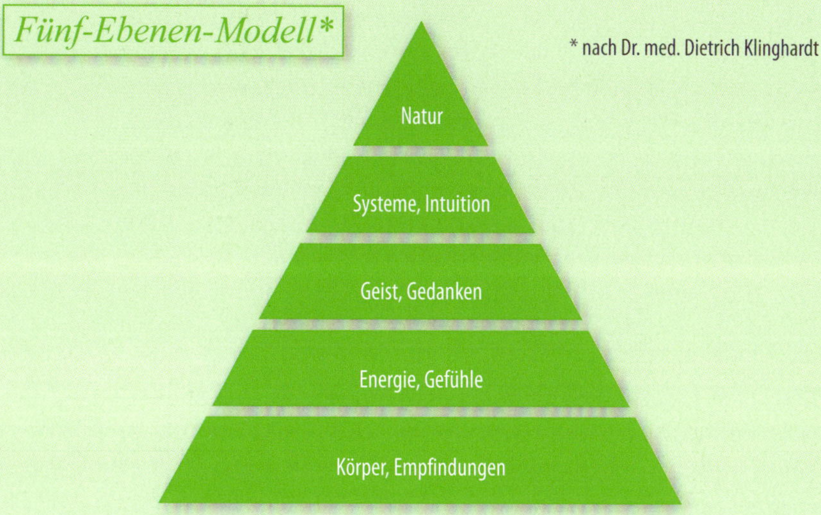

Zu unseren Gefühlen gesellen sich unsere GEDANKEN, der Geist. Und dieser kann ein beeindruckendes Eigenleben führen, weil uns Gedankenkreise oft ohne realen Anlass beschäftigen. Nachts wach zu liegen und über vergangene oder zukünftige Ereignisse zu grübeln, die real eben gerade nicht da sind, ist sicher vielen vertraut.

Die übergeordneten Ebenen sind dann noch die SYSTEME, in die wir integriert sind, aus denen wir kommen und von denen wir stärker als wir wahrnehmen beeinflusst sind, wie unsere Familie, die Kultur in der wir leben. Schlussendlich steht alles in einem universellen Rahmen. Der einzelne Mensch ist Teil des Universums, der NATUR und der dort herrschenden Gesetze.

Wie die Ebenen zusammenarbeiten, möchte ich jetzt verdeutlichen: Ein Mann hat mehr Gewicht zugelegt als ihm lieb ist und beschließt abzunehmen. Er atmet schwer beim Treppensteigen und läuft behäbiger (Körper). Er geniert sich vor seinen Sportfreunden und hat Frauen gegenüber das Gefühl, unattraktiv zu sein, wodurch er sich minderwertig fühlt (Gefühle). Sein Kopf sagt ihm, dass er so dick ist, dass es sich sowieso nicht lohnt anzufangen. Er liefert Argumente wie Zeitmangel und Aufwand, stellt allerdings auch in Aussicht, dass ihn seine Frau deshalb verlassen könnte (Gedanken). Als unser Beispielmann aufgewachsen ist, hatte er kräftige Männer um sich wie seinen Vater und seinen Onkel. Diese haben ihm, der damals zart und ein schlechter Esser war, immer wieder gesagt, dass in seiner Familie aus allen Männern etwas geworden ist und nur ein kräftiger Mann ein richtiger Mann ist (System).

Eine umgekehrte Veranschaulichung: Eine Frau kommt aus einer Familie, in der Mutter und Großmutter sehr asketisch gelebt haben, um ihre schlanken Taillen zu bewahren. Sie wächst in einem Land wie Deutschland auf, in dem die Schönheitsideale immer schlanker werden (System). Sie selbst bekommt eine eher frauliche Figur und findet sich fett und hässlich, die Zahlen auf der Waage sind ständig die falschen (Geist). Dadurch fühlt sie sich deprimiert und traurig (Gefühle) und isst entweder ständig, weil es ja egal ist und der Körper nimmt weiter zu oder isst ständig zu wenig, wodurch der Körper unterversorgt ist und dadurch zunimmt bzw. nicht abnimmt (Körper). Fazit: Wenn Sie sich Veränderungen an Ihrem Körper wünschen, unterstützen Sie dies am besten auf allen Ebenen.

Den Zusammenhang zwischen unseren Gedanken, Gefühlen und unserem Körper möchte ich noch unter einem weiteren Aspekt beleuchten. Von Bruce H. Lipton stammen Forschungen zur Intelligenz unserer Zellen. Die Zellfunktion wird hauptsächlich durch Interaktion mit der Umgebung gesteuert. Das Überleben der Zelle hängt von ihrer Fähigkeit ab, dynamisch auf Umgebungsumstände zu reagieren. Sie wird zum Abbild eines Umweltsignals, als physikalisches und elektromagnetisches Gegenstück zu eben dieser Umwelt. Unser Gehirn sendet Botenstoffe in die Zellen, die deren Verhalten beeinflussen; die Neurotransmitter. Welche Botschaften darin stecken, bestimmen unsere Gedanken. Die Quantenphysik kann dies heute klar belegen. Das Geheimnis des Lebens besteht darin, den Geist auf Wachstum auszurichten, denn Wachstum und Schutz zum gleichen Zeitpunkt schließen sich auf Zellebene aus. Eine Schutzreaktion erfordert, das System zu schließen; Wachstum, es zu öffnen bzw. neue Anpassungen vorzunehmen. Wir haben nach diesen Erkenntnissen in unserem Körper zwei Schutzsysteme. Gegen äußere Gefahren gibt es die HHN-Achse (Hypothalamus-Hypophyse-Nebennierenrinden-Achse), gegen die inneren das Immunsystem. Das Stresshormon Adrenalin ist ein Alleskönner und organisiert 50 Billionen Zellen bei Gefahr. Dabei unterdrücken die Stressreaktionen die Schutzarbeit des Immunsystem und schränken das Denken ein. Deshalb werden wir tendenziell auch dann krank, wenn wir zu viel um die Ohren haben und handeln unter Belastung auch mal unkontrolliert emotional.

Wir leben in einer Welt voller Stressoren, die unseren Körper in eine ermüdende Aktionsbereitschaft und Verteidigungshaltung versetzt. Die meisten dieser Stressoren sind geistiger Art. Wirkliche körperliche Gefahren wie Krieg, Hungersnot oder Typhus gibt es in unseren Breiten nicht mehr. Unsere Ängste und Sorgen spielen sich im Kopf ab, die Wirkung ist allerdings nicht geringer als bei realer Gefahr. Das erklärt, warum wir bei Stress so schwer abnehmen oder unseren Körper verändern können – die Zellen befinden sich in geschlossener Abwehrhaltung.

So wirken Stress und unsere geistige Welt gemeinsam auf unsere Gesundheit. Die Funktionsfähigkeit des Körpers wird durch drei Regulationssysteme gesteuert: Autonomes Nervensystem, Immunsystem und endokrines System. Jedes davon wird von unseren Gedanken und Gefühlen beeinflusst, indem in jeder Situation unseres Lebens Bewertungen vorgenommen werden. Diese bestimmen die Art der Botenstoffe (Transmitter), die dann in jede Körperzelle gesendet werden und dort für Gesundheit oder Krankheit, Energie oder Müdigkeit, Gewichtszunahme oder -abnahme und vieles andere sorgen können. Die schematische Darstellung versucht, dies zum besseren Verständnis nachzubilden.

*Einfluss von Stress auf die Gesundheit**

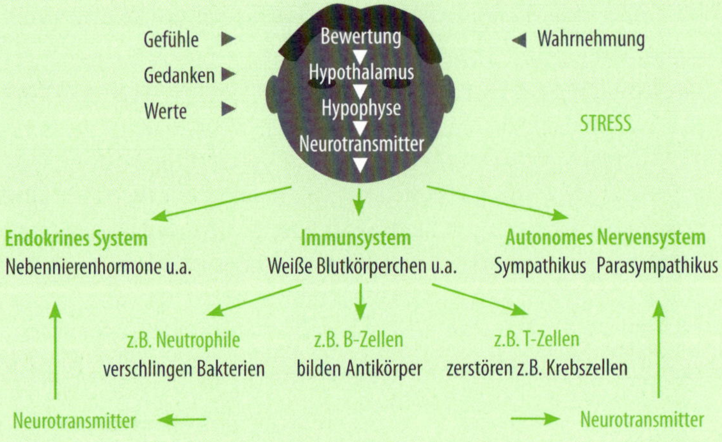

* nach Ian McDermott u.a. aus „NLP und Gesundheit"

Der Mechanismus lässt sich gut am PLACEBO-EFFEKT verdeutlichen. So wissen wir heute, dass die Wirkung von Medikamenten und Behandlungen ganz deutlich von den Erwartungen und dem Verhalten des Arztes abhängen. Besonders beeindruckend ist der Bericht von Dr. Bruce Mosly Baylor an der School of Medicine, der Patienten für eine notwendige Knieoperation in drei Gruppen einteilte. Bei einer wurde der geschädigte Knorpel abgeschliffen, bei der zweiten das Gelenk gespült, die dritte erhielt eine Schein-OP ohne wirklichen Eingriff. Allen Gruppen ging es nach der Behandlung gleich gut! Alle Patienten konnten sogar wandern und Sport treiben.

Der umgekehrte Mechanismus wird NOCEBO-EFFEKT genannt – eine Erwartung, dass etwas nicht funktioniert oder wir keinen Einfluss haben. Ich erwähne ihn hier, weil aus meiner Erfahrung viele Menschen, die sich mit Ernährung befassen, negative Erwartungen haben. Wenn Sie fürchten, dass Essen dick macht oder Sie allergisch reagieren könnten, wird das wahrscheinlich auch geschehen.

Wollen Sie etwas für Ihre Wunschform erreichen, können Ihnen Ihr Geist und Ihr Unterbewusstsein dabei helfen oder eben auch gegensteuern. Ich möchte Ihnen in diesem Kapitel zeigen, wie Sie mit Ihren Gedanken Ihren Erfolg mit organisieren können. Aus einem Wunsch entsteht Motivation etwas zu tun. Aus einer Erwartung entsteht Energie für die Umsetzung. Aus einer Überzeugung entsteht Glauben, etwas zu erreichen. Dieser letzte Punkt ist ganz besonders wichtig. Prüfen Sie Ihre Vorhaben daraufhin ob Sie nur hoffen, etwas zu erreichen oder ob Sie wirklich glauben, dass Sie es erreichen. Ich fasse nun die notwendigen Schritte zum Erfolg zusammen:

Kennen auch Sie die Zweifel, ob Ihre Ziele realistisch sind? Die Argumente lauten: keine Zeit, kein Geld, keine Verbündeten, zu alt, zu jung, zu klein, zu dick … So werden viele Träume im Keim erstickt. Wechseln Sie deshalb, um erfolgreich zu sein, als allererstes in Ihrem DENKEN (1.) von „Das geht nicht!" zu „Wie geht das?" und suchen Sie nach den Möglichkeiten, Ihre Wünsche zu erfüllen.

Vorhaben scheitern oft daran, dass das ZIEL (2.) zu unkonkret definiert ist. „Ich will nicht mehr so dick sein." oder „Ich will weniger Sorgen haben." sind unerreichbare Ziele, weil unklar ist, wie der Zielzustand aussieht. Der nächste Schritt ist demzufolge die richtige Zielfestlegung für den Geist. Nicht dick sein, nicht krank sein, sind keine Zustände. Wohl aber „70 Kilo wiegen", „Treppen steigen ohne zu schnaufen" oder „genug Energie für eine Stunde Rad fahren haben". Stellen Sie sich die Zieldefinition wie das Navigationssystem eines Autos vor. Wenn Sie eingeben „fahre nicht nach Berlin" und Sie nach Leipzig wollen, passiert nichts. Wenn Sie eingeben „Leipzig", werden Sie irgendwo in Leipzig herauskommen. Das ist Ihnen jedoch zu ungenau. Erst wenn Sie die exakte Adresse eingeben, erreichen Sie ohne Umwege das Ziel. Ein wichtiger Schritt ist folglich, sich genau klar zu machen wohin Sie wollen.

Es wird auch von einem „wohlgeformten Ziel" gesprochen. Darunter verstehen wir eines, was genau („Ich trage Konfektionsgröße 42“) und positiv formuliert ist. Das Unterbewusstsein versteht Verneinungen nicht. Also statt nicht mehr krank: gesund. Statt nicht mehr schüchtern: selbstbewusst. Es sollte durch Sie bestimmt werden können. „Ich gehe laufen, wenn mein Partner mitkommt.“ ist von jemand anderem abhängig, „Ich gehe jeden Sonntag laufen.“ nur von Ihnen. Ein konkreter Termin ist wichtig, z. B. „Ich trage an meinem nächsten Geburtstag die Konfektionsgröße 42.“ Sie sehen auch, wir formulieren das Ziel so, als ob es schon erreicht ist. Das Gehirn unterscheidet, wie wir wissen, nicht zwischen Realität und Phantasie, sondern wird die Phantasie zur Realität machen.

Wenn Sie so weit sind, kommt der so genannte Ökologiecheck. Es erfolgt die Prüfung ob, wenn das Ziel erreicht ist, es wirklich gut für Sie ist. Oder könnten Konsequenzen zu erwarten sein, die Sie gar nicht wollen? Wenn Sie plötzlich gesund und leistungsfähig statt krank und hinfällig sind, bekommen Sie weniger Hilfe und Aufmerksamkeit von anderen. Wenn Sie 20 Kilogramm abgenommen haben, könnte das dicke Fell fehlen und Sie keinen Schutz mehr haben, Ihre ganze Garderobe nicht mehr passen und Ihr Partner Sie nicht mehr attraktiv finden. Bedenken Sie alle Konsequenzen ehrlich und gründlich.

Dann dürfen Sie träumen und in Bildern schwelgen. Wie wird es sein, wenn Sie am Ziel sind? Unser Unterbewusstsein braucht Herzenssprünge, Emotionales, BILDER (3.). Je mehr gute Emotionen Sie zu Ihrer Zielerreichung haben, umso leichter wird es, dorthin zu kommen. Nutzen Sie die „somatische Markerdiagnostik“ die im vorherigen Kapitel gezeigt wurde. Sollten Sie sich ein Ziel nicht bildlich vorstellen können, brauchen Sie sich gar nicht auf den Weg zu machen, sondern sollten zunächst überlegen, was noch nicht passt.

Für den PLAN (4.) überlegen Sie, was alles zu tun ist, um an Ihr Ziel zu kommen. Schreiben Sie es auf. Diese Liste ordnen Sie zeitlich. Bewährt hat sich, rückwärts vorzugehen. Vom Ziel aus gesehen bis heute. Kleine Schritte gehen sich leichter als große. Suchen Sie vor allem nach dem ersten Schritt, auch

Zielerreichungscheck

1. Wechseln Sie von „Das geht nicht!" zu „Wie geht das?"
2. Erstellen Sie ein wohlgeformtes Ziel (Verstand) – konkret, positiv formuliert, mit Termin, Ich-bestimmt, ökologisch.
3. Entwerfen Sie ein genaues, buntes, emotionales Bild (Herz).
4. Planung: Der Weg zum Ziel wird festgelegt und in Unterschritte zerlegt.
5. Termine: Die Teilschritte werden mit Terminen versehen.
6. Vorsatz: Eine Kurzformel für das Ziel finden, Bild im Traumtagebuch festhalten.
7. Wiederholung im Denken und Träumen.
8. Täglich etwas für die Zielerreichung tun.

wenn er noch so klein ist, solange, bis Sie heute, spätestens morgen etwas tun können und tun Sie es!

Alle Schritte werden nun mit TERMINEN (5.) versehen, damit Sie stets prüfen können, wo Sie stehen. Eine kurze Formulierung für Ihr Ziel erleichtert es, daran zu denken. Denken Sie morgens und abends an Ihren Zielsatz und sehen Sie Ihr TRAUMBILD (6.) dazu vor Ihrem inneren Auge. Hilfreich ist auch, ein Traumalbum zu haben, in dem Sie mit Selbstgemaltem, Fotos oder Zeitungsausschnitten Ihre Wünsche festhalten.

WIEDERHOLEN (7.) Sie Ihre Ziele so oft es geht, damit Ihr Weg klar dorthin führt und Sie sich von allem fern halten, was nicht der Zielerreichung dient. TUN (8.) Sie täglich etwas für Ihr Ziel und sei es nur daran zu denken oder davon zu träumen. Ersetzen Sie konsequent alte Zweifel und Gedanken durch Ihre neuen Zielgedanken. Die Welt ist für uns so wie wir sie sehen. Also sehen Sie sich zunächst einmal wie Sie sein wollen. Dann werden Sie es auch!

Denken Sie daran, dass Sie auch das säen, was Sie ernten wollen. So wenig wie aus Petersiliensamen Dill wird, kann aus Zweifeln ein Erfolg, aus Trägheit Energie werden. Ich habe für Sie Fragen zusammengestellt, die für Ihren Zielaufbau hilfreich sein können und Ihre Motivation verbessern. Sie dienen aber auch dazu, festzustellen, wann ein Ziel falsch sein kann, weil irgendetwas nicht stimmig ist. Vielleicht fühlen Sie sich mit Ihrer Konfektionsgröße gar nicht so schlecht und lassen sich nur von Ihren Freunden beeinflussen. Vielleicht haben Sie gerade viel zu tun und Sport treiben bringt zusätzlichen Stress. Oder merken wie wichtig der Genuss beim Essen für Sie ist und haben bei der Umstellung Ihrer Essgewohnheit Sorge, die Freude am Essen zu verlieren. Je gründlicher Sie sich im Vorhinein mit Ihrem Ziel befassen, um so stimmiger wird es für Sie und umso leichter können Sie es erreichen.

Was würde passieren, wenn Sie einfach so weitermachen wie bisher?
Wie viel Zeit sind Sie bereit täglich für Ihre Zielerreichung zu investieren?
Was sehen Sie am Ziel, was können Sie dann, was Sie jetzt nicht können?
Wofür lohnt es sich, gesund/wunschgewichtig/sportlich/usw. zu sein?
Was hindert Sie daran, gesund/wunschgewichtig/sportlich/usw. zu sein?
Was machte die Zielerreichung bisher schwierig, was könnten Fallstricke werden?
Was spricht dagegen das Ziel anzustreben?

Wenn Sie etwas ein bisschen wollen, werden Sie es ein bisschen erreichen. Nur klare Gedanken und positive Gefühle sichern den Erfolg. Ich möchte Sie daher bitten, sich eine ungewöhnliche Frage zu stellen: Was ist das Gute, ein positiver Aspekt an Ihrem gegenwärtigen Zustand, den Sie ändern wollen (unsportlich, krank, dick, usw.)? Ja, Sie haben richtig gelesen. Unser Körper macht nie etwas ohne Grund. Statt etwas nur zu bekämpfen was uns nicht gefällt, sollten wir verstehen, warum es so ist wie es ist. Durch jedes Symptom schafft unser Körper einen Ausgleich zu etwas anderem, was nicht gut für uns ist. Deshalb werden Symptome auch als Lösungen verstanden. Wenn wir diese ändern, kann das ganze System nicht mehr passen und wir werden deshalb das Symptom nicht los. Am Beispiel Gewicht möchte ich das veranschaulichen. Eine

Tipps für geistiges Wohlbefinden

- Konzentrieren Sie sich auf die Dinge, die Sie tun.
- Lernen Sie, den Geist auszuruhen und nicht zu denken.
- Meditieren Sie, zählen Sie zum Einstieg rückwärts.
- Nehmen Sie sich täglich Zeit für die Beschäftigung mit Ihren Zielen.
- Haben Sie Visionen von Ihrem Leben und sich selbst.
- Sehen Sie Ihre Ziele in Bildern: Was Sie sehen können, ist erreichbar.
- Konzentrieren Sie sich auf Möglichkeiten, Positives und Gelungenes.
- Lachen Sie viel und häufig, das baut Stress ab und verbessert die Stimmung.
- Nehmen Sie sich und Ihre Bedürfnisse wichtig.

Klientin nutzte ihr Übergewicht, um sich davor zu schützen, von ihrem Mann auf ungeliebte Veranstaltungen mitgenommen zu werden. Das war für sie einfacher, als mit Ihrem Partner die Auseinandersetzung über Ihre Bedürfnisse zu führen. Eine andere Frau begründete ihr Übergewicht als Schutz vor dem Interesse der Männer. Sie hatte schlechte Erfahrungen gesammelt und ihr Unterbewusstsein hatte die Lösung gefunden „Wenn ich dick und unansehnlich bin, will keiner was von mir." Ein Mann wurde sein Gewicht nicht los, weil ihm – wenn auch nicht auf den ersten Blick – klar war, dass seine neue Lebens- und Unternehmenslust zu Konflikten mit seiner Frau führen würde, die keine Veränderung wollte.

Sie haben in sich einen Alleskönner: mit Ihrem Glauben an sich selbst und der Kraft Ihrer Gedanken und Gefühle, Ihrem Bewusstsein und Unterbewusstsein, die für Sie sorgen. Je besser Sie sich selbst kennen und in Eigenverantwortung für sich sorgen, umso besser kann es Ihnen gehen. Sie haben diese Entscheidung jeden Tag aufs Neue in der Hand.

ÜBER GEWICHT

Die Dinge haben nur den Wert, den man ihnen verleiht.

Molière

Würden Sie eine Pille nehmen, die Ihnen das Wunschgewicht verspricht, wenn Sie dafür mit Lebensjahren bezahlen müssten? Ja? Dann liegen Sie im Trend. In einer Umfrage unter erwachsenen Amerikanern antworteten 78 Prozent mit „Ja" und waren bereit, dafür im Durchschnitt fast sechs Lebensjahre zu opfern …

Wie auch immer Sie geantwortet haben, deutlich wird, dass die Sorge um das Gewicht große Ausmaße angenommen hat. In Deutschland sind inzwischen etwa zwei Drittel der Männer, die Hälfte der Frauen und jedes dritte Kind übergewichtig und jeder Zehnte hat eine Essstörung. Doch es kommt noch schlimmer: Mittlerweile gibt es auf der Erde mehr dicke als unterernährte Menschen. In Deutschland und der Welt muss man darüber hinaus noch feststellen, dass nur fünf Prozent der Abnehmwilligen ihr reduziertes Gewicht über fünf Jahre halten. Eine Auswertung der dritten Pfundskur in Sachsen ergab, dass über zwei Jahre 28,4 Prozent der Teilnehmer ihr Gewicht hielten. Die Weight Watchers stellten in einer Analyse einen Gewichtsverlust von 5,3 Prozent im ersten Jahr fest, der am Ende des zweiten Jahres auf 3,2 Prozent schrumpfte.

Nahezu jede vierte Frau und jeder dritte Mann ernähren sich nach eigener Einschätzung in einer Umfrage im Auftrag der „Apotheken Umschau" ungesund. Zu viel Fett, Süßes, Alkohol. Trotzdem achten vier von zehn Bundesbürgern auf ihr Gewicht. Mehr als ein Drittel der Bundesbürger treibt regelmäßig

Sport, für 47 Prozent ist der Fettgehalt des Essens wichtig und 20 Millionen Menschen ab 14 Jahren haben Erfahrung mit Diäten. Das ist widersprüchlich. Ich habe mit 15 meine erste Diät gemacht und seither vieles ausprobiert, was in Mode war. Hungern, Ananasenzyme, Trennkost, Fettaugen zählen, exzessiver Sport – ein Auf und Ab an Hoffnungen und Enttäuschungen. Erfreulicherweise ist mir vor acht Jahren ein Buch von Michel Montignac in die Hände gefallen. Die blutzuckeroptimierte Ernährung war für mich die Lösung des Konfliktes: gern, viel, genussvoll und ausgiebig essen zu wollen, aber stets Sorge um das Gewicht zu haben. Mit dieser Ernährung verbesserte sich meine Muskulatur ebenfalls. Eine größere Entspannung im Umgang mit dem Thema Gewicht stellte sich – unabhängig von den Daten auf der Waage – jedoch erst langsam ein, weil die Unzufriedenheit mit dem eigenen Gewicht ein Spiegel der Unzufriedenheit mit sich selbst ist und erst in dem Maße sinken konnte, wie ich mich selbst wertschätzen und lieben lernte.

Begeben wir uns auf das heiß umstrittene Feld des Abnehmens. Abgesehen davon, dass niemand sagen kann, was das beste Gewicht für eine einzelne Person ist, gibt es keine Abnehmmethode, die bei allen Menschen funktioniert. Die Bezugsgrößen für NORMALGEWICHT ändern sich ständig. Können Sie sich noch an die Faustregel Körpergröße minus Hundert erinnern? Dann war der Body-Mass-Index (BMI) aktuell, das Verhältnis von Gewicht zum Quadrat der Körpergröße. Dieser Wert ist ein weltweiter Standard. Heute geht man über zum Messen des Taillenumfangs, da das Bauchfett aufgrund seiner Beeinflussung des Stoffwechsels als besonders gesundheitsgefährdend erkannt wurde. Die Referenzwerte sind für europäische Frauen 80 Zentimeter und Männer 94 Zentimeter. Was ist mit der Berücksichtigung von Alter und Körpergröße? Neuste Trends beziehen zumindest die Körpergröße ein und dann heißt die Faustregel: der Taillenumfang sollte kleiner sein als die Hälfte der Körperhöhe. Bitte bedenken Sie, bevor Sie sich auf einen Ich-Muss-Abnehmen-Weg machen, dass dieses rein theoretische Größen sind und nur Ihr Körper spürt, was gut für Sie ist!

Untersuchungen, die Übergewicht in Zusammenhang mit verschiedenen Erkrankungen bringen, sind einschlägig bekannt. Doch haben Sie sich diese Untersuchungen einmal daraufhin angeschaut, ob das Gewicht tatsächlich Ursache oder nicht vielmehr Teil des Krankheitsbildes ist? Es werden immer mehr Stimmen laut, die ein Umdenken fordern. Aus meiner Sicht sollte genau betrachtet werden, ob ein zu hohes Gewicht zum Beispiel Ursache einer Diabeteserkrankung ist oder vielmehr das Bauchfett, welches die Insulinproduktion beeinflusst. Hier sollte erwähnt werden, dass Bauchfett auch durch Stress entsteht, nicht etwa nur durch falsches Essen.

In der Düsseldorfer Klinik für Stoffwechselerkrankungen und Ernährung wurde gezeigt, dass Frauen und Männer mit Übergewicht länger leben als Normalgewichtige. Ein Anstieg der Sterblichkeit erfolgt erst bei starkem Übergewicht: Ab BMI 32 bei Männern und BMI 40 bei Frauen. An der Universität Ulm wurden 4,5 Jahre lang 8.000 Bauarbeiter im Alter von 25 bis 65 untersucht. Die dicksten Arbeiter hatten am häufigsten Bluthochdruck, Diabetes und Herzerkrankungen, aber eine bessere gesundheitliche Stabilität. Die Sterblichkeit bei BMI über 30 war 60 Prozent niedriger als bei Dünnen. Dr. Nicolai Worm hat Studien mit hunderttausenden Teilnehmern ausgewertet und kommt zu dem Schluss, dass Abnehmen nicht durchweg gesundheitlichen Vorteile bringt.

Bereits der Versuch unser Gewicht nur unter Kontrolle zu halten, zeigt in einer Studie mit jungen weiblichen Erwachsenen, dass binnen vier Jahren jede Zehnte übergewichtig war. Ähnliche Daten gibt es auch von männlichen Rekruten. Existiert ein Mechanismus, der allein durch die Beschäftigung mit dem eigenen Gewicht Gewichtsprobleme auslöst? Ist dies ein körperlicher oder/und geistiger Effekt? Es gibt darauf noch keine Antwort. Als Folge diätischer Maßnahmen, die mit Nahrungsreduktion verbunden sind, kommt es in jedem Fall zur Drosselung des Energieverbrauches durch die Abnahme des Grundumsatzes, die Reduzierung der nahrungsabhängigen Thermogenese (verdauungsbedingter Energieverbrauch) und den Verlust an Muskelmasse. Eine Gewichtsreduktion von zehn Prozent des Ausgangsgewichtes führt unerwarteter Weise sogar zu einer überproportionalen Abnahme des Gesamtenergieverbrauchs um 400 bis 500 Kalorien, die als logische Konsequenz eine Gewichtszunahme nach Beendigung der Maßnahme und Rückkehr zu normalem Essen haben muss.

FAZIT: Hören Sie nie auf die pauschale Empfehlung: Essen Sie einfach weniger! Der Einstieg in qualvolle Kreisläufe des Hungerns und Zunehmens ist programmiert. Schlimmer noch, die Risiken der ständigen Abnehmversuche werden inzwischen als mindestens genauso hoch wie die des Übergewichts eingestuft. Vielmehr sollte der Blickwinkel auf das Gewicht erweitert werden, nämlich dahingehend, dass nicht Überernährung, sondern Fehlernährung der Ausgangspunkt ist. Eine Ursache dafür ist die inzwischen überholte klassische Ernährungspyramide, die zu einer wahren Fettphobie und Kohlenhydratmast geführt hat. Weitere Ursachen sind Fertignahrung, Bewegungsmangel und selbst gewählte Hungersnöte wie bei Diäten.

Neben unserer Ernährung bestimmt ein Mosaik aus Disposition und Lebensstil unsere Befindlichkeit und das Gewicht als ein Zeichen körperlicher und seelischer Balance – kurzum der Gesundheit.

Welche Konstitution und welcher Stoffwechseltyp sind Sie, wie viele Diäten haben Sie hinter sich, wie war Ihr Geburtsgewicht? Wie leben Sie? Leiden Sie an Stress, Überforderung, hektischem Essen, Schlafstörungen? Die Zeit, die Menschen schlafen, hat sich deutlich verringert von etwa neun Stunden auf durchschnittlich sieben Stunden. Die Belastungen haben sich hingegen erhöht. Die Konsequenz ist, dass der Körper nachts nicht mehr genug Stress abbauen kann. Wie viel essen Sie? Nicht etwa, dass ich denke, Sie essen zu viel. Umgekehrt: oft ist es zu wenig. Bitte beachten Sie, dass ein Mensch mit höherem Gewicht auch einen erhöhten Grundumsatz haben kann. Etwa ein Fünftel des Energieumsatzes unseres Körpers entsteht dadurch, dass wir essen, trinken und verdauen. Man

Einflussfaktoren Gewicht

Anlagen
Blutgruppe
Konstitution
Verbrennungstyp Drüsentyp
Autonomes Nervensystem

Grundumsatz
beeinflusst von Alter, Gewicht,
Geschlecht, Größe und
Stoffwechselaktivität

Schlafdauer
Schlafdauer von fünf Stunden:
50 Prozent höheres Risiko für
Gewichtsprobleme

Körperliche Aktivität
genetisch gesteuert
Wie viel und gern?

Gesundheit
Insulinresistenz
Metabolisches Syndrom
Säure-Basen-Haushalt

Lebensstil
Leistungsumsatz
Wie viele Diäten?
Wie viel Stress?

Nahrungsabhängiger Energieverbrauch
Wie oft und wie viel
wird gegessen (15 Prozent)
und getrunken (3 bis 4 Prozent
der Gesamtenergie)

Umgebungstemperatur
steigt
Weniger Energie
zur Aufrechterhaltung
Körpertemperatur nötig.

Stoffliches
Hormone
Antidepressiva
Schlafmittel
Fertiggerichte

Feinstoffliches
Erwartungen
Erfahrungen
Selbstbild

Hungerregulation
Durch Menge und Art
des Essens,
z.B. Satthormon Leptin.
Aminosäuren sättigen

spricht von der so genannten postprandialen Thermogenese. Hormone sind ein häufig vernachlässigtes Thema. Wenn wir nicht genug und das Falsche essen, nicht genug schlafen, uns zu wenig bewegen und dafür zu viele Belastungen haben, werden Fettverbrennerhormone wie ACTH (Adrenocorticotropes Hormon), HGH (Human Growth Hormone), das menschliche Wachstumshormon, oder Glukagon nicht genügend gebildet.

Abnehmempfehlungen sollten – wenn sie überhaupt gegeben werden – auf Konstitution und Alltag abgestimmt werden. Neben Ernährungstipps ist eine Lebensstilberatung unabdingbar. Solange die Ursache für ein Symptom nicht beseitigt wird, wird das Symptom wiederkommen. Aus den vielen Einflussfaktoren des Gewichts seien zwei der unterbewerteten, aber höchst einflussreichen Aspekte exemplarisch herausgegriffen: Stress und Nahrungsmittelqualität.

DICKMACHER STRESS. Die menschheitsgeschichtlich einst sinnvolle Kampf- oder Flucht-Reaktion hat sich gewandelt in eine Frust-Essen-Reaktion, wobei Stress-Essen gekennzeichnet ist durch exzessive Aufnahme von Fetten und Kohlenhydraten. Auslöser ist das Stresshormon Cortisol. Es sorgt für den Abfall des Blutzuckers, was Heißhungerattacken auslöst, um zusätzliche Energie für Flucht oder Angriff aufzunehmen. Die zugeführte Energie wird am Schreibtisch oder im Auto aber nicht verbraucht. Dafür speichert sie der Körper vorsorglich und bevorzugt in der Körpermitte als so genanntes Stress-Fett. Warum in der Körpermitte? Weil sich dort die Leber als hauptverantwortliches Organ für den Fettstoffwechsel befindet und der Körper einen effektiven Zugriff auf seine Energiereserven anstrebt. Das Stress-Fett verfügt über besonders viele Cortisolrezeptoren, die die Bildung des Cortisols anregen, woraufhin neue Energie als Fett gespeichert wird. Ein Teufelskreis.

Am Ende jeder Stressreaktion des Körpers steht ein Auffüllen der Energietanks, wobei nicht überprüft wird, ob eine körperliche Reaktion mit Energieverbrauch stattgefunden hat. Das Prinzip heißt Vorsorge.

Heutzutage sind die meisten Menschen im Dauerstress und die Stressmechanismen versuchen, uns beim Überlebenskampf im Bürodschungel zu unterstützen. Das stressbedingt gespeicherte Bauchfett wird inzwischen als toxisches Fett mit eigener Stoffwechselaktivität verstanden und im Zusammenhang mit Entzündungen, Insulinblockierung, hormonellen Veränderungen u.a. diskutiert. Leider gibt es noch mehr Zusammenhänge zwischen Stress und Gesundheit, die bislang kaum beachtet wurden.

Nichts erzeugt mehr toxischen Stress als Nahrungsentzug. Jede Diät, jedes ausgefallene Mittagessen heißt für den Körper eine drohende Hungersnot vorzubereiten, denn er befindet sich physiologisch noch auf dem Niveau der Steinzeitmenschen. Die Folge: Seine Fettspeicherung läuft auf Hochtouren. Hinzu kommt unser Lebensstil mit hektischem, unkonzentriertem Essen, gern

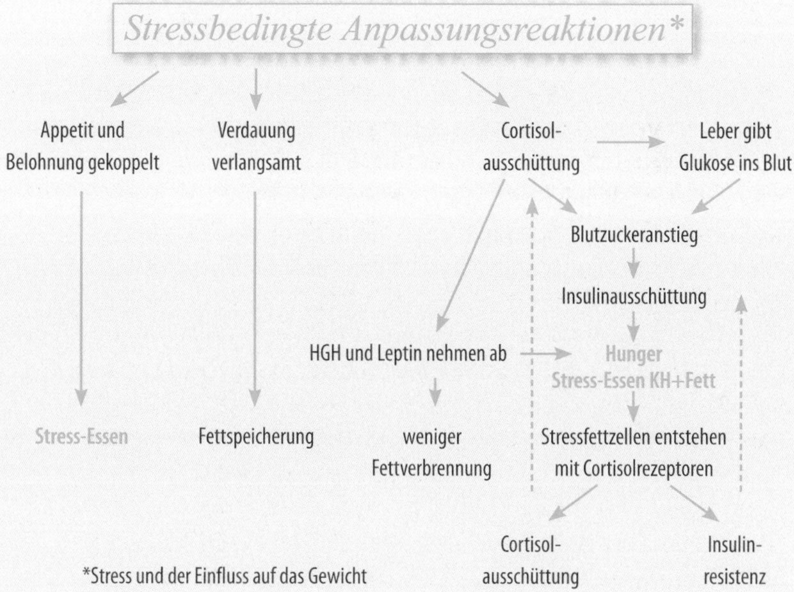

*Stress und der Einfluss auf das Gewicht

im Vorübergehen oder beim Fernsehen oder am Computer, so dass wir dann mehr Nahrung zu uns nehmen als wir benötigen. Unter Druck erleben wir außerdem besonders deutlich, dass im Gehirn das Belohnungszentrum und der Appetit gekoppelt sind. Im Ergebnis belohnen wir uns selbst ständig mit Essen, weshalb eine Änderung des Essverhaltens durch den Wegfall der Belohnung besonders dramatisch erlebt werden kann.

Wie die SECO-Studie zeigt, leiden 25 Prozent von uns unter Alltagsstress. 55 Prozent haben zwar Stress, geben aber an, damit umgehen zu können. Erstaunlicherweise leiden auch diejenigen unter Stressfolgekrankheiten, die ihn nicht als Problem betrachten. Gewichtsprobleme sind in diesem Rahmen als Reaktion auf unsere Lebensumstände, als eine Dysbalance zwischen Körper, Seele und Umwelt zu begreifen.

Hinweise, dass Ihr Essverhalten mit Stress zusammenhängt, sind folgende: Sie naschen oft, süß oder herzhaft. Sie essen unregelmäßig, nebenher, manchmal im Stehen. Sie essen viele Fertiggerichte, Backwaren oder Süßes. Sie haben oft Heißhunger. Sie schaffen es kaum, zwei Liter am Tag zu trinken. Sie essen oft erst abends spät, manchmal wahllos und unkontrolliert. Ich bin ein gutes Beispiel für das Phänomen im Urlaub, bei Ruhe abzunehmen. Ich mute mir in meinem Alltag gern zu viel zu und das merke ich dann ohne geändertes Essverhalten auf der Hüfte. Der Kraftakt Sport kann dann auch nichts bewirken, Entspannung muss her. Theoretisch ist das alles ganz einfach …

DICKMACHER INDUSTRIENAHRUNG. In den letzten Jahren werden immer mehr Stimmen laut, die Übergewicht als Fehlernährungserscheinung beschreiben. Nicht Fett macht fett, sondern gesättigte Fette in Kombination mit hoch glykämischen Kohlenhydraten wie Brot, Kartoffeln, Süßigkeiten. Die Kohlenhydratdominanz der letzten Jahrzehnte und der Trend zur Fertignahrung fordern ihren Tribut. Der entstandene Vitalstoffmangel in der Zivilisationskost führt nicht direkt zur Fettsucht, sondern indirekt über die Störung der Drüsen bzw. des hormonellen

Gewichtsproblemcheck

- Esse ich zu wenig, weil ich Kalorien oder Fett zähle oder mir keine Zeit nehme?
- Habe ich keine regelmäßigen Mahlzeiten?
- Mache ich zu viele Ausnahmen, zum Beispiel Süßes, Bier, Brot, Fertigprodukte?
- Nasche ich zu viel zwischen den Mahlzeiten?
- Esse ich mittags zu wenig, abends zu viel?
- Kann ich beim Essen nicht nein sagen?
- Habe ich zu wenig Entspannung, verhindern Stresshormone die Gewichtsreduktion?
- Habe ich zu viele Diäten hinter mir, ist der Stoffwechsel aus dem Gleichgewicht?
- Denke ich ständig an Essen, Gewicht oder die Unzufriedenheit mit meinem Körper?
- Habe ich zu viele negative Erfahrungen und Erwartungen beim Abnehmen?

Gleichgewichts. Als Ergebnis wird im Kohlenhydratstoffwechsel stärke- und zuckerhaltige Nahrung nicht mehr bis zur Endstufe zu Kohlensäure und Wasser abgebaut, sondern halb oxydiert als Fett in die Fettzellen geschoben. Körperfett wiederum, insbesondere das der Körpermitte, entwickelt, wie Sie schon wissen, eine stoffwechselaktive Eigendynamik mit Einfluss auf Blutgerinnung, Blutdruck, Entzündungsreaktionen, Cortisolspiegel, Cholesterin und Blutfett. Übergewicht heißt ernährungs- und lebensbedingte Stoffwechselstörung. Eine kurzfristige Gewichtsreduktion ist daher nur Symptomunterdrückung.

Der Körper ist von Natur aus gesund und damit beschäftigt, sich selbst zu helfen. Er regeneriert sich selbst auf natürliche Weise. Symptome – und eines davon ist Übergewicht – sind Signale, dass etwas aus dem Gleichgewicht geraten ist. Herauszufinden, was diese Signale bedeuten, sollte erstes Ziel einer Veränderung sein. Zunächst sollte die gegenwärtige Lebenssituation betrachtet werden. Die Einflussgrößen reichen von Überforderung im Beruf über unregelmäßiges Essen, mangelnde Bewegung und zu wenig Sonnenlicht bis hin zu Sorgen, Ängsten oder Medikamenten, wovon besonders die heutzutage weit verbreiteten Schlafmittel, Hormone und Antidepressiva zu beachten sind. Dann sollte ein Blick zurück geworfen werden. Wann genau entstand das unpassende Gewicht, gab es schon viele Abnehmversuche, welche Essgewohnheiten wurden gelernt und welche Einstellung zum eigenen Körper? Ganz besonders wichtig ist die Frage, warum will ich abnehmen? Oft stecken unerreichbare Ziele dahinter oder solche, die mit dem Gewicht gar nichts zu tun haben wie Selbstakzeptanz, Zufriedenheit mit sich. Das Engagement des Einzelnen wird sich auch in dem Augenblick erhöhen, wenn das Ziel nicht mehr heißt „Ich muss abnehmen.“, sondern ein solches gefunden wird das heißt: „Ich will abnehmen, weil ich etwas für mich Interessantes erreichen will.“ Oft ist es doch einfacher, zu bleiben wie man ist und ein bisschen über zu viel Gewicht zu klagen, als im Alltag etwas zu ändern. Ziele wie gesund sein oder attraktiv sein sind zu allgemein und oft zu weit weg, als dass es sich lohnt, dafür den steinigen Weg der Selbstanalyse und Gewohnheitsänderung zu gehen.

Fragen Sie sich, was es Ihnen bedeutet, gesund und wunschgewichtig zu sein. Manches werden Sie auch dann nicht tun, wenn Sie 20 Kilogramm weniger wiegen, wie selbstbewusster auftreten, wenn Sie sich anstatt des Selbstwertes um Ihr Gewicht kümmern. Dass Sie es nicht tun, heißt, Sie nehmen sich selbst nicht wichtig. Wofür ist Ihr derzeitiges Gewicht also gut?

Unser Körper macht niemals etwas Sinnloses. Vielleicht brauchen Sie gerade ein dickes Fell oder Vorwände bestimmte Dinge nicht tun zu müssen, wollen Abstand halten oder „Gewicht“ im übertragenen Sinne haben? Bedenken Sie schlussendlich, ob, wenn es wirklich richtig für Sie ist abzunehmen, es der richtige Zeitpunkt ist, zu dem Sie starten. Wenn Sie gerade in einer schwierigen Lebenssituation stecken, ohnehin mehr als genug zu tun haben, ist es recht unwahrscheinlich, dass der Körper eine Zusatzleistung wie Fettverbrennung erbringen wird.

Wunschformtipps

- Steigen Sie um von kohlenhydratlastiger auf kohlenhydratbewusste Ernährung.
- Essen Sie drei bis fünf Mal am Tag gesunde Eiweiße, wie in Fisch, Linsen und Joghurt enthalten.
- Gemüse sollte in allen Formen die Basis der Ernährung sein.
- Beginnen Sie jedes Essen mit einem Salat.
- Nach 18 Uhr keine Kohlenhydrate wie Brot, Reis, Nudeln.
- Etablieren Sie einen „Jokertag" pro Woche, an dem alles erlaubt ist.
- Lernen Sie Stressessen und Hungeressen zu unterscheiden.
- Schlafen Sie ausreichend. Machen Sie Pausen. Gönnen Sie sich Entspannung.
- Beginnen Sie morgens mit einer Wechseldusche, der Kältereiz weckt Fettkiller.
- Entwerfen Sie Bilder wie Sie sein wollen; was Sie sehen können, tritt ein.
- Verstehen Sie Ihren Körper als ein Spiegelbild Ihres Umgangs mit sich selbst.

Ich bin fest davon überzeugt und arbeite auch nur noch so in meiner Praxis, dass Essen und Gewicht mehr mit unserer Persönlichkeit, Verhaltensmustern und Gedanken zu tun haben als mit Fettkonsum und Sport. Wenn wir es schaffen, uns wichtig zu nehmen, die Bedürfnisse unseres Körpers und vor allem unserer Seele zu erkennen, hat das Gewichtsproblem keine Chance.

Gewichts- und gesundheitsbewusst essen und leben darf in der heutigen Zeit verstanden werden als Entwicklung persönlicher Strategien für Genussfähigkeit und Lebensqualität, wie auch aktiver und bewusster Gesundheitsprophylaxe. Wunschform ist ein „Nebenprodukt" des Lebens in Eigenverantwortung und stellt sich fast von selbst ein, wenn der Komplexität und den vielschichtigen Ursachen von Übergewicht Rechnung getragen wird.

GENUSSVOLL ÄLTER WERDEN

Im Grunde haben die Menschen nur zwei Wünsche: Alt zu werden und dabei jung zu bleiben.

Peter Bamm

Mitte des 19. Jahrhunderts galten Menschen mit 40 als Greise. Noch vor hundert Jahren lag die durchschnittliche Lebenserwartung hierzulande bei etwa 45 Jahren. Es ist also gar nicht so selbstverständlich, dass wir lange leben. Derzeit leben Japanerinnen mit circa 85 Jahren am längsten. Die mittlere Lebenserwartung erhöht sich regelmäßig um drei Monate pro Jahr mit der Folge, dass etwa die Hälfte der heute neugeborenen Mädchen vermutlich den 100. Geburtstag erleben kann. Jeder zweite Junge, der auf die Welt kommt, könnte mindestens 95 werden. Die Lebensspanne lässt sich aber nicht beliebig verlängern. Es gibt zunehmend Befürchtungen, dass die heute geborenen Kinder bei gleich bleibendem Lebensstil die erste Generation sein könnte, die vor ihren Eltern stirbt. Wir dürfen auch nicht vergessen, dass uns alt werden allein nicht viel nützt. Denn die große Frage ist das Wie.

ALTERN beginnt bereits mit der Geburt. Vom 30. bis zum 70. Lebensjahr sinkt dann die Leistung von Organen und Geweben ohne Gegenmaßnahmen um 0,5 bis 1,5 Prozent pro Jahr, das heißt, wenn Sie nichts tun, können Sie mit 70 die Hälfte Ihrer Leistungsfähigkeit von 35 haben. Und was passiert noch im Körper? Die Muskelmasse wird weniger: Ab dem 30. Lebensjahr drei Kilogramm pro Jahrzehnt. Der Stoffwechsel verlangsamt sich ab dem 20. Lebensjahr um fünf Prozent pro Jahrzehnt. Dafür wächst das Fettgewebe, besonders das Bauchfett (Stress- und Testosteronfett). Die Vitalkapazität der Lunge nimmt vom 40. Lebensjahr an ab, der Körper speichert weniger Wasser.

Die Niere schrumpft von 270 Gramm auf etwa 180 Gramm. Sie filtert Blut langsamer und benötigt mehr Flüssigkeit, um Schadstoffe auszuscheiden.

Die gute Nachricht ist, dass wir es zu 50 Prozent in der Hand haben, wie wir älter werden. Nur 25 Prozent sind genetisch angelegt, weitere 25 Prozent durch Kindheit und Jugend bestimmt. Dieses Kapitel will sich deshalb mit den Möglichkeiten befassen, fit, vergnügt und in Wunschform durchs Leben zu gehen. Egal ob Sie 20, 50 oder 70 sind.

Wir sind uns alle darin ähnlich, dass wir zu wenig Vorsorge betreiben, so lange uns nichts weh tut. Wir gehen wie selbstverständlich davon aus, dass unser Köper immer weiter so gut funktionieren wird, wie er es gerade tut. Dem ist aber nicht so. Kürzlich hörte ich bei einem Vortrag zu diesem Thema folgendes Zitat: „Wenn ich gewusst hätte, dass ich so alt werde, hätte ich früher damit begonnen, etwas für meine Gesundheit zu tun." Damit Sie dies nicht auch eines Tages seufzen müssen, möchte Sie dazu motivieren, jetzt, ab heute, etwas für den Erhalt Ihres Körpers zu tun. Denn der Aufwand ist viel geringer, etwas zu erhalten, als etwas zurück zu drehen. Und vor allem lohnt es sich! US-amerikanische Forscher zeigten an Teilnehmern der „Artheriosclerosis Risk in Communities Study" im Alter von 45 bis 64 Jahren, dass ein gesunder Lebensstil das Herz-Kreislauf-Risiko um 35 bis 40 Prozent senkt. Der gesunde Lebensstil beinhaltete mindestens fünfmal täglich Obst und Gemüse, pro Woche mindestens zweieinhalb Stunden Sport treiben. Zudem musste das Gewicht gehalten (BMI 18,5 bis 30) und nicht geraucht werden.

Doch selbst wenn Sie schon Probleme haben, wie erhöhte Zuckerwerte, Bluthochdruck oder Übergewicht, können Sie altersunabhängig große Fortschritte für sich erreichen. Ich kann aus meiner eigenen Praxis berichten, dass auch über 70-Jährige gut abnehmen, Stimmung und Befinden verbessern und von ihren Medikamenten wieder weg kommen. Die einzige Bedingung: Kümmern Sie sich um sich!

Betrachten wir zunächst, woran Sie erkennen können, dass Sie körperlich fit sind: Ausdauer, Beweglichkeit, eine funktionsfähige Muskulatur, Entspannungsfähigkeit, guter Schlaf, ein befriedigendes Sexualleben, Konzentrationsfähigkeit, ein gutes Gedächtnis und gesunder Appetit ohne Heißhungerattacken sprechen dafür.

Kümmern wir uns schon recht wenig um den Körper, ist es um die Pflege unseres Geistes noch viel schlechter bestellt. Oder gehören Sie schon zu den Menschen, die Meditieren, Gehirnjogging betreiben und positives Denken in ihrem Leben fest etabliert haben? Die Merkmale von geistiger Leistungsfähigkeit sind Eigenmotivation, psychisches Wohlbefinden (frei von Depressionen, Angst, Unsicherheit), keine Abhängigkeiten (materielle, Genussmittel, Nikotin, Alkohol, Fernsehen), Ausgeglichenheit, Glücksgefühle.

An dieser Stelle können Sie für sich überprüfen wie viele Pluspunkte Sie sich in Bezug auf GESUNDES ÄLTERWERDEN geben können, die in der Diskussion zu diesem Thema derzeit favorisiert werden: BMI im Normbereich, dabei eher „Birnenform“ als „Apfelform“ weil das Bauchfett als krankmachendes Fett erkannt wurde; ein intaktes Immunsystem (das heißt maximal ein- oder zweimal pro Jahr ein kleiner Schnupfen), weil es die Güte der körpereigenen Schutzfunktion zeigt; ein schmerzfreier Rücken, der als Belastungssymbol gilt; regelmäßige Vorsorgeuntersuchungen, um die eigene Situation zu kennen; Nichtraucher; keine Hormonpräparate wie „Pille“; wenige Sonnenbäder (da die Sonne hauptverantwortlich für die sichtbaren Zeichen der Hautalterung ist); guter Schlaf für die Regeneration; regelmäßige Entspannung. Aber auch mentale Aspekte wie Aufgehobensein in sozialen Netzen und Freundeskreisen, Work-Life-Balance, Zufriedenheit im Beruf, in der Partnerschaft, der Familie oder als Single sind förderliche Faktoren.

Ich möchte daran erinnern, dass der Körper von Natur aus gesund und ein sich selbst regulierendes System ist. Schmerzen und Krankheiten sind Signale, dass etwas nicht stimmt, etwas aus dem Gleichgewicht geraten ist. Wir sollten uns fragen, was die Signale bedeuten, anstatt sie sofort zu beseitigen. Signale des Körpers, die uns besonders schnell auffallen und stören, sind unser Essverhalten und das Gewicht.

Die Perspektive mit der (Über-)Gewicht betrachtet wird, muss viel weiter reichen, als bis zu „Wir essen zu viel und bewegen uns zu wenig." Nicht nur, dass viele Menschen, die sich schon länger mit ihrem Gewicht beschäftigen, schlussendlich zu wenig essen. Nein, es wurden bisher Lebensstilaspekte wie Regelmäßigkeit der Mahlzeiten, Aufenthalt im Freien (Entspannungshormon Serotonin wird gebildet), Schlafdauer und vor allem mentale, seelische und biographische Aspekte völlig vernachlässigt.

Ein Mensch, der schon als Kind als „Moppel" bezeichnet und behandelt worden ist, muss als erstes ein neues Selbstbild aufbauen, ehe sich sein Körper verändern lässt. Ein Mensch, der bei jeder neuen Diät die Erfahrung gesammelt hat, danach mehr zu wiegen als vorher, wird dies immer wieder erleben im Sinne einer sich selbst erfüllenden Prophezeiung. Das macht den Umgang mit der Thematik nicht leichter, aber verständlich, warum bisherige Lösungsansätze weltweit scheitern. Es werden allgemeine Ratschläge gegeben, die nur Wissen vermitteln. Der Emotionalität, Individualität und der Vielfalt des Themas wird nicht Genüge getan. Lassen Sie uns deshalb das Körpergewicht als Ergebnis Ihrer Biographie betrachten. Schon beginnend mit dem Essverhalten Ihrer Eltern, die Ihnen beispielsweise durch den Verzehr von Fertignahrung eine Disposition zur Fettspeicherung mitgegeben haben können. Dies geht weiter über den Aufbau von Körperstruktur und Selbstbild in Kindheit und Jugend, bis hin zu Ihrem heutigen Alltagsverhalten. Die Einflussfaktoren sehen Sie im Infokasten rechts oben – sie sind längst nicht vollzählig.

Es ist eine falsche Annahme, dass unser Gewicht möglichst über viele Jahrzehnte gleich bleiben müsse, das widerspricht der Natur des Körpers. Aus der Diabetesforschung kommt eine

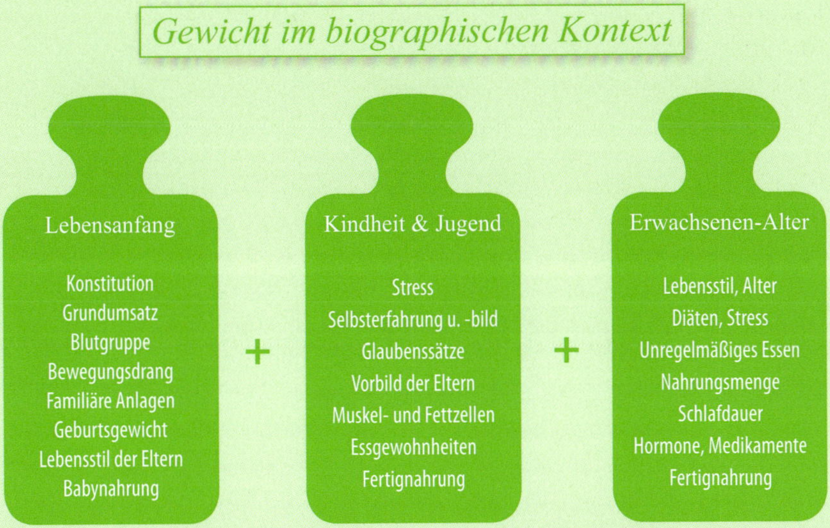
Gewicht im biographischen Kontext
Lebensanfang
Konstitution
Grundumsatz
Blutgruppe
Bewegungsdrang
Familiäre Anlagen
Geburtsgewicht
Lebensstil der Eltern
Babynahrung
+
Kindheit & Jugend
Stress
Selbsterfahrung u. -bild
Glaubenssätze
Vorbild der Eltern
Muskel- und Fettzellen
Essgewohnheiten
Fertignahrung
+
Erwachsenen-Alter
Lebensstil, Alter
Diäten, Stress
Unregelmäßiges Essen
Nahrungsmenge
Schlafdauer
Hormone, Medikamente
Fertignahrung

Untersuchung von 7.729 Männern und 10.371 Frauen, die sieben Jahre lang beobachtet wurden. In dieser Zeit entwickelte sich bei 390 Männern und 303 Frauen ein Typ-2-Diabetes. Eine Gewichtszunahme im frühen Erwachsenenalter wirkte sich stärker negativ aus als nach dem 40. Lebensjahr. Eine starke BMI-Erhöhung zwischen dem 25. und 40. Lebensjahr hatte eine Erhöhung des Risikos um den Faktor 1,5 bei Männern und auf das mehr als Vierfache bei Frauen zur Folge. Zu beachten ist bei all diesen Untersuchungen, dass oft nicht geklärt wird, wie die Körperstruktur bei einem bestimmten BMI aussieht. Es mehren sich die Stimmen, die sagen, dass nicht generell ein erhöhtes Gewicht gefährlich ist, erst recht nicht im höheren Lebensalter, sondern vielmehr das Fett in der Körpermitte, da es eigene Stoffwechselaktivitäten entwickelt.

Ich fürchte, dass das Wissen um die Natürlichkeit einer maßvollen Gewichtszunahme mit dem Lebensalter, die übrigens auch allein wieder aufhören würde, insbesondere den figurbewussten Frauen wenig hilft. All zu sehr bekommen wir andere

Ideale vorgelebt und definieren uns über unser Äußeres und das muss derzeit scheinbar schlank, attraktiv und unvergänglich jugendlich sein.

Wie können Sie nun essen, ohne dass Sie Gesundheit oder/und Wunschfigur in Gefahr bringen? Stoppen Sie Kalorienzählen und Selbstkasteiung! Hören Sie vielmehr auf Ihren Bauch, auf den Hunger, aber vor allem auf Ihre Intuition, welches Essen zu Ihnen passt. Ein guter Anhaltspunkt, welche Nahrungsmittel vom eigenen Körper besser vertragen werden, kann die Orientierung an den Blutgruppen sein. Sie werden feststellen, dass Ihr Appetit schon meist richtige Signale sendet – Sie bräuchten nur darauf zu hören. Menschen mit der ältesten Blutgruppe Null haben oft besonderen Appetit auf Fleisch und das zu Recht. Sie können dies nämlich besonders gut verdauen, weil sie viel Magensäure produzieren.

Sprechen Sie weniger Verbote aus, lernen Sie eher, Ihren Körper und seine Bedürfnisse wahrzunehmen und vor allem die körperlichen Bedürfnisse von den seelischen zu unterscheiden. Oft lassen wir uns beim Essen nämlich eher von letzteren leiten. Vertrauen Sie Ihrem Körper und Ihrer Wahrnehmung. Laut einer Forsa-Studie für die Bundeszentrale für gesundheitliche Aufklärung will jede zweite Frau zwischen 20 und 60 Jahren weniger wiegen. Insbesondere Frauen, die schon lange gegen ihr Gewicht kämpfen, haben eine falsche Verknüpfung im Kopf. Sie meinen, dass sie vom Essen zunehmen und entwickeln eine regelrechte Angst davor. Das genaue Gegenteil ist jedoch der Fall. In den Phasen, wo weniger, ja fast gar nichts gegessen wird, entsteht die Grundlage, dass der Körper Fett speichert, weil er in eine Überlebensstrategie getrieben wird. Unser Stoffwechsel hat noch nicht gelernt, dass wir jeden Tag Nahrung haben können. Die Reduktion von Nahrungszufuhr bedeutet: Es naht eine Hungersnot. Hierfür ist das Körperfett die Überlebensgarantie, weshalb es sofort festgehalten wird. Um kommenden Hungersnöten vorzubeugen, lernt der Körper bei jedem Nahrungsentzug noch besser Fett zu speichern. Es geht ja scheinbar ums Überleben.

Da das Zunehmen in den Phasen des normalen Essens statt findet, scheint dort der Haken zu liegen, doch nein, das Nichtessen führt zur Gewichtszunahme. Lassen Sie deshalb auch keine „Löcher" im Bauch entstehen. Es ist in dieser Situation sonst schwer, Maß zu halten. Essen Sie lieber so reichlich zu den Hauptmahlzeiten, dass Sie bis zur nächsten richtig satt sind bzw. gönnen Sie sich eine kleine eiweißhaltige Zwischenmahlzeit, die Ihren Blutzuckerspiegel konstant hält. Den Körper kennen heißt, auch Heißhunger zu verstehen. Heißhunger auf bestimmte Speisen kann uns täuschen und durch einen Blutzuckerabfall ausgelöst sein. Natürliche Nahrung, Stressabbau und regelmäßiges Essen heißen hier die Tipps. Und noch ein Gedanke zur Rolle des Kopfes. Häufig werden wir durch Einladungen oder Angebote in der Bäckerauslage, dem Geburtstagskuchen im Büro oder Alles-Inklusive-Arrangements zum Völlen verführt. Seien Sie sich Ihrer Anfälligkeiten bewusst und wappnen Sie sich dafür, auch einmal „nein" sagen zu können. Ihr Körper wird es Ihnen danken.

Die Geheimnisse schlanker Esser wurden von Jill H. Podjasek und Jennifer Carney zusammengefasst: Sie glauben nicht an gute oder schlechte Nahrung, sie essen wonach ihnen ist und vertrauen darauf, dass Körper und Seele selbst regulieren. Sie essen, wenn sie hungrig sind, unterscheiden physischen und psychischen Hunger. Sie sind heikle Esser und essen nicht auf, wenn das Essen für sie nicht gut ist und sie lassen sich beim Essen Zeit – mindestens 20 Minuten.

Das Thema Essen führt uns wieder zum Thema Stress. Menschheitsgeschichtlich als angeborene und erworbene Aktivierungs- und Bewältigungsreaktion des gesamten Organismus entstanden, um sich auf schnell wechselnde Lebensumstände einzustellen, laufen wir heute nicht mehr davon oder fangen ein wildes Tier – sondern essen. Das Stress-Essen ist gekennzeichnet durch eine exzessive und kaum kontrollierbare Aufnahme von Kohlenhydraten und Fetten mit dem Ziel, Energiereserven für die nächste Stressreaktion aufzubauen. Leider signalisiert der Körper dabei nicht, ob eine körperliche Reaktion stattgefunden hat und diese neuen Reserven überhaupt verbraucht wurden. Das daraus aufgebaute Stress-Fett liegt in der Nähe der Leber, also in Form der ungeliebten „Schwimmringe", damit vom Körper bei Energiebedarf unkompliziert darauf zugegriffen werden kann. Stress-Fettzellen haben „Antennen", Rezeptoren, für das Hormon Cortisol und reagieren sofort darauf, indem sie Energie zur Verfügung stellen oder speichern. Sie warten und fördern geradezu das Cortisol selbst, wie Sie schon gelesen haben. Da Cortisol die Bildung neuer Fettzellen in der Körpermitte forciert, schließt sich der Teufelskreis.

Wiederholt werden soll hier unbedingt, dass für den Körper nichts mehr Stress erzeugt als der Entzug von Nahrung, also Diäten oder Mahlzeiten, die übergangen werden. Vielleicht verstehen Sie nun, warum Sie zunehmen können, ohne dass Sie mehr essen oder sich etwas in Ihrem Leben geändert hat – Sie haben einfach zu viel Stress. Wenn sich dazu noch Hormonhaushalt und Stoffwechsel umstellen, ist dies die Erklärung, warum Frauen ab den 40ern auch einen Bauch bekommen.

Wie können Sie gegensteuern? Ich habe für Sie eine Fülle von Möglichkeiten des Stressmanagements für Kopf und Körper zusammengestellt, von denen eine positive Wirkung bekannt ist. Bleiben Sie damit so lange Sie wollen in Wunschform.

Beginnen wir mit der eigenen Person: Denken Sie häufig daran, was Sie schon alles geschafft haben. Ärgern Sie sich nicht. Verzeihen Sie Fehler. Sprechen Sie über Sorgen und Probleme mit vertrauten Menschen. Entwickeln Sie Ziele. Übernehmen Sie die Verantwortung für Ihr Wohlbefinden. Pflegen Sie Freundschaften. Schalten Sie nach der Arbeit ab. Finden Sie Menschen, die Sie unterstützen. Nehmen Sie sich Zeit für sich. Sorgen Sie für gute Laune. Bei der Arbeit können Sie das Pensum in bewältigbare Portionen einteilen, regelmäßig Pausen machen, eines nach dem anderen erledigen, ein gutes Zeitmanagement etablieren, gute Gefühle bewahren (unabhängig von

Problemen am Arbeitsplatz), eine gute Beziehung zum Chef oder /und Kollegen entwickeln, Freude in der Arbeit suchen. Im täglichen Alltag helfen: wenig Geräuschbelastung, Wasseraufbereitungsanlagen, Autofahren ohne Druck, selten Fernsehen, Bewusstsein für die Menge und Art der Chemikalien, die Sie verwenden (Kosmetik, Färben, Waschmittel), nachts das Handy ausschalten, Stecker der Elektrogeräte heraus ziehen.

Ansonsten wissen Sie sicher schon, dass es Ihnen gut tut und Alterungsprozesse aufgehalten werden, wenn Sie mehrmals pro Woche moderat Sport treiben, sich täglich bewegen, ausreichend schlafen, Mittagsschlaf halten, meditieren, Yoga, Autogenes Training oder ein anderes Entspannungsverfahren praktizieren, sich dehnen, bewusst atmen (mehr aus als ein bei Stress), Sie einen Garten oder ein Haustier haben, ein Instrument spielen oder singen.

Bei allen körperlichen und geistigen Funktionen gilt: „Use it or loose it" – benutzen oder verlieren. Sie haben bestimmt schon selbst die Erfahrung gesammelt, wie schwer es ist, nach einer langen Pause wieder Sport zu treiben, dass man beim ersten Skilauf im Jahr oder der ersten Gartenarbeit ordentlich Muskelkater hat, weil die Muskulatur schnell verkümmert. Dann kostet es besondere Überwindung dran zu bleiben. Zwei- bis dreimal die Woche Ausdauertraining kann das Älterwerden um 20 Jahre verzögern. Das ist doch was. Es verbessern sich Sauerstoffversorgung, Blutdruck und Insulinsensibilität der Zellen, das Herz wird gestärkt, Stress abgebaut. Wenn Sie sich dazu noch regelmäßig dehnen, erhalten Sie eines der sichtbarsten Zeichen der Jugend: Elastizität. Fehlende Leistungsfähigkeit kann durch gute Ernährung nicht ersetzt werden, aber durch schlechte Ernährung kann die vorhandene Leistungsfähigkeit deutlich herabgesetzt werden. Sie schwächt das Immunsystem, kostet Energie und kann krank machen. Empfehlenswert ist der Genuss von Unverarbeitetem, also etwa Salat, Schabefleisch oder Sushi. Mindestens ein fleischfreier Tag pro Woche, regelmäßiges Essen, keine Diäten, reichlich Gemüse und regelmäßig Obst. Mindestens zweimal pro Woche Fisch, täglich Milchprodukte, Vollkornprodukte mehrmals pro Woche bis täglich, reichlich Oliven-, Raps-, Walnuss- oder Leinöl. Keine Fertigprodukte oder Dosennahrung, Weißmehl- und Zuckerkonsum reduzieren. Viel trinken.

Tanken Sie Vitamine und Mineralstoffe, Sie brauchen Antioxidantien zur Unterstützung Ihrer körpereigenen Abwehr bei der täglichen Arbeit. Vitamin C und E, Selen, Coenzym Q 10, Folsäure und Zink erfreuen das Immunsystem, Kupfer den Stoffwechsel, Kalzium die Knochen und Magnesium Muskeln und Nerven. Behalten Sie Ihre Hormone im Auge, zum Beispiel durch regelmäßige Check-Ups. Es geht insbesondere um Testosteron (verantwortlich für Kraft, Libido, Energie), Östrogen (Schlaf, Stimmung, Gesundheitsschutz), HGH (Fettverbrennung, Zellerneuerung) und Dehydroepiandrosteron (DHEA) für Antrieb und Libido.

Diese Ideen sind lange nicht alle, aber besonders sinnvolle. Es erscheint Ihnen viel zu viel, um umgesetzt zu werden? Wählen Sie einfach aus den Ideen das, was Sie am meisten anspricht, auch wenn es nur ein bis zwei Dinge sind und beginnen Sie sofort mit der Realisierung. Überlegen Sie auch, welche der Ideen Sie bereits umsetzen und freuen Sie sich daran. Ich bin mir sicher, Sie haben bisher nicht nichts für sich getan.

Es kann nicht oft genug betont werden, wie wichtig unsere GEISTESHALTUNG für unsere Gesundheit und das Wohlbefinden ist. Wenn wir häufig zornig, ängstlich oder aufgeregt sind, schlägt das Herz schneller und damit häufiger. Dann reichen 40 Millionen Herzschläge, für die unser Herz im Jahr etwa ausgelegt ist, nur für etwa zehn Monate statt zwölf. Wir verlieren zwei Monate unseres Lebens. Wenn wir geduldig, ruhig und entspannt sind, reichen die Herzschläge für 14 Monate – Gewinn: zwei Monate Leben. In einer amerikanischen Studie wurde einer

Alterscheck

- Pflegen und trainieren Sie Ihr Gehirn.
- Bewegung ist Trumpf.
- Pflegen Sie Freundschaften und soziale Netzwerke.
- Machen Sie sich und anderen jeden Tag eine Freude.
- Denken Sie an Ihre Hormone.
- Nutzen Sie Verbündete: Einen konstanten Blutzucker, Eiweiße, Vitamine.
- Leisten Sie sich reichlich Flüssigkeit, wenig Koffein, Alkohol, Softdrinks.
- Machen Sie Pausen, schlafen Sie sich jung, verlangsamen Sie das Tempo.
- Schluss mit dem Rauchen, Vorsicht vor zu viel Sonne.
- Entmüllen Sie Ihr Leben, Ihren Kopf, Ihren Schreibtisch, werfen Sie Ballast ab.
- Optimisten leben länger und gesünder, lächeln Sie den Augenblick und sich an.

Gruppe Gesundheitserziehung verordnet, einer anderen täglich 20 Minuten Meditation – 16 Wochen lang. Die erste Gruppe hatte keine Erfolge, bei der zweiten reduzierte sich der Blutdruck, der Insulinverbrauch verbesserte sich, die Herzfrequenz stabilisierte sich, das Stresshormon Cortisol wurde gesenkt.

Ellen Langer und Rebecca Levy haben im Kontext der Erwartungen einer Gesellschaft die Gedächtnisleistung älterer Menschen untersucht. Besonders ältere Amerikaner leben in einem Umfeld, in dem man das Alter fürchtet und annimmt, dass Macht und Kraft mit dem Alter abnehmen. Sie haben erheblichen Gedächtnisverlust. Ältere Chinesen, in einer Kultur lebend, die das Alter schätzt, haben sehr wenige Erscheinungen von Gedächtnisverlust und schnitten fast so gut ab wie die jüngsten Teilnehmer. Die Empfehlungen von Mihaly Csikszentmihalyi (gesprochen „Mihai Tschik-sent-mihai"), einem amerikanischern Psychologen ungarischer Abstammung, möchte ich Ihnen nicht vorenthalten, denn er hat sich mit den sieben Schritten zur Glückserfahrung befasst:

1. Bringe dich total ein.
2. Konzentriere dich auf den Augenblick.
3. Konzentriere dich immer auf eine Tätigkeit.
4. Lerne, deine Arbeit zu genießen.
5. Vermeide die Zusammenarbeit mit unzufriedenen Kollegen.
6. Suche dir eine Arbeit, bei der du die Kontrolle hast.
7. Strukturiere deine Freizeit.

... So einfach könnte es gehen!

Ich habe für meine praktische Arbeit das INVESTITIONSMODELL Gewicht und Gesundheit entwickelt. Dahinter steht der Gedan-

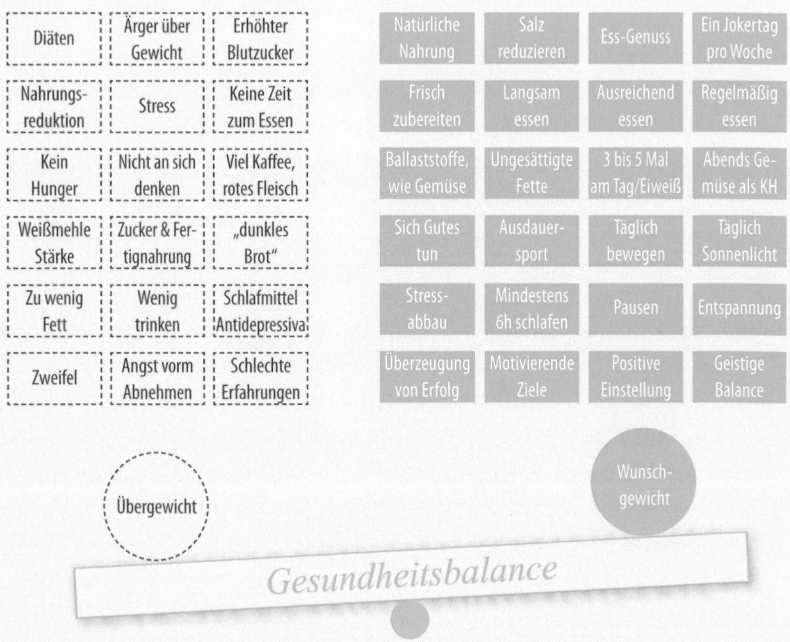

Entspannungstipp

Halten Sie mit dem Zeigefinger das rechte Nasenloch zu und atmen Sie durch das linke ein. Zählen Sie dabei langsam bis sechs. Dann Luft anhalten und bis drei zählen. Halten Sie das linke Nasenloch zu und atmen Sie durch das rechte wieder aus. Dabei erneut langsam bis sechs zählen. Jetzt atmen sie durch dasselbe Nasenloch wieder bis sechs ein, Pause von eins, zwei, drei, rechtes Nasenloch zuhalten und mit links ausatmen, mindestens sechs Mal je Seite. Diese Atmung kommt aus dem Yoga und führt zur Synchronisation der beiden Gehirnhälften. Ich empfehle Ihnen, diese Übung jeden Morgen durchzuführen, so starten Sie entspannt in den Tag. Vor dem Schlafengehen angewendet, werden Sie zur Ruhe kommen und gut einschlafen.

ke, dass Gesundheit bedeutet im Gleichgewicht zu sein. Wenn wir mit unseren körperlichen und seelischen Bedürfnissen im Einklang leben und Belastungen genügend Ausgleich entgegensetzen, sind wir symptomfrei und wunschgewichtig. Es soll veranschaulicht werden, dass die Dinge, die ungünstig für mich sind, bildlich gesprochen in einer Waagschale liegen und sich diese, je nach Füllstand, bedenklich neigen kann. Dann reagiert unser Körper mit Krankheiten oder Gewichtssorgen. Wir haben aber eine zweite Waagschale, in die wir aktiv und bewusst Gegengewichte legen können.

Ein Beispiel dafür finden Sie auf der linken Seite. Kreuzen Sie an, was in Ihrem Leben zutrifft. Sie können jeden Tag entscheiden, in welche Richtung sich Ihre Waage neigt und es ist möglich sie jeden Tag neu zu füllen.

MÄNNER ESSEN ANDERS, FRAUEN AUCH

Meine Frau und ich haben versucht, zusammen zu frühstücken, aber wir mussten damit aufhören, weil sonst unsere Ehe daran zerbrochen wäre. Winston Churchill

Wie auch in anderen Lebensbereichen unterscheiden sich Männer und Frauen beim Essen und Trinken erheblich. Das „starke Geschlecht" gibt es nicht. Frauen haben doppelte X-Chromosomen, welche Schäden am jeweils anderen X ausgleichen können. Das männliche Y-Chromosom vermag dies nicht. Mädchen leiden seltener an Kinderkrankheiten, von vielen schweren Erbkrankheiten bleiben sie verschont. Auch sterben sie weniger häufig am plötzlichen Kindstod. Frauen sind wesentlich seltener krank. Und sie nehmen bei gleichem Insulinspiegel mehr Glukose in die Muskulatur auf als Männer. Das schützt sie bis zu einem gewissen Grad vor Arteriosklerose. Sie vertragen auch höhere Cholesterinwerte besser. Dieser Schutz lässt allerdings nach den Wechseljahren nach.

Frauen führten bislang ein gesundheitsbewussteres Leben, wodurch sie im Durchschnitt etwa acht Jahre länger leben als Männer. Seitdem Frauen mehr rauchen, trinken und beruflichen Stress haben, nimmt die Differenz der Lebenserwartung stetig ab. Die weibliche Leber verarbeitet Alkohol nicht so gut wie die männliche, im Magen wird weniger Alkoholdehydrogenase produziert, die den Alkohol zerlegt und die Herzkranzgefäße eher angreift. Daraus resultiert die Empfehlung, dass Frauen 0,1 Liter Wein und Männer 0,25 Liter pro Tag für eine gesundheitsfördernde Wirkung zu sich nehmen sollten.

Zwar hat ein heute geborenes Mädchen immer noch eine fast sechs Jahre höhere Lebenserwartung als ein Junge. In den siebziger Jahren des vergangenen Jahrhunderts betrug der Abstand noch sieben Jahre.

WIE ESSEN FRAUEN? Sie bevorzugen Salat, Obst, Süßes und Weiches. Gesundheit und Schönheit sind das dahinter liegende Ziel. Frauen sind eher Vegetarier, kennen sich mit Kräutern besser aus und nutzen mehr Nahrungsergänzungsmittel für die Vitamin- und Mineralstoffzufuhr. Frauen probieren auch einmal etwas Neues und können besser genießen. Sie wissen eher was ihnen gut tut und gönnen sich das auch. Allerdings bestrafen sie sich gnadenlos, wenn sie glauben beim Essen über die Stränge geschlagen zu haben – zum Beispiel mit Essensverzicht oder Sport. Mädchen und Frauen brauchen wegen ihrer monatlichen Blutungen mehr Eisen, Folsäure und Vitamin B12 als Männer, gleichzeitig aber weniger Kalorien.

Ein Beispiel zeigt die Unterschiede: Eine Person von 42 Jahren, 1,70 Meter groß und 70 Kilogramm Körpergewicht hat als Frau einen Grundumsatz von circa 1.500 Kalorien, als Mann etwa 1.700. Der BMI wäre jeweils 24 (was die Begrenztheit des Modells BMI zeigt, da nicht zwischen Männern und Frauen differenziert wird). Kommt eine leichte Tätigkeit hinzu, steigt der Leistungsumsatz auf circa 1.900 Kalorien bei der Frau und 2.020 beim Mann. Warum ist das so? Weil der männliche Körper biologisch bedingt mehr aktive Muskelmasse enthält. Deshalb nehmen Männer auch leichter ab und kommen in der Regel mit einer eiweißorientierten Kost schneller zur Wunschfigur. Bitte beachten Sie, dass die Kalorientheorie ein Denkmodell ist, das von Maschinen auf Menschen übertragen wurde und nur als Anschauungsmodell, weniger in der Ernährungspraxis, funktioniert.

MÄNNERN ist es an Kraft und Potenz gelegen, weshalb sie eher zu Fleisch und Herzhaftem greifen und sich auch von Themen wie BSE nur kurzfristig davon abbringen lassen. Männer machen sich weniger Gedanken über das Essen, greifen eher zu Fertigprodukten, haben weniger Essstörungen und bleiben am liebsten bei Gewohntem, wobei keiner so gut kocht wie die eigene Mama. Prägungen in den Essgewohnheiten werden hier viel deutlicher. Allerdings liegt hier langfristig gesehen die Chance, gesündere Essgewohnheiten bei Jungen zu etablieren. Männer genießen Essen weniger und ein Besuch im Sternelokal dient eher dem Prestige als der Hingabe an das Mahl. Natürlich essen Männer – weil sie in der Regel bezahlen – im Lokal den Teller in jedem Fall leer, was Frauen nicht tun, wenn sie satt sind. Generell ist das Tellerleerputzen aber bei beiden Geschlechtern mit etwa einem Drittel der Bevölkerung recht gut etabliert und sicher ein Grund dafür, dass wir uns mit dem Essen nicht nur Gutes tun.

An der Justus-Liebig-Universität Gießen wurde herausgefunden, dass Tätigkeiten rund um das Essen keine Männersache sind, 40 Prozent sind in Familien nie daran beteiligt. Meine Hoffnung war, dass jüngere Generationen das anders machen. Aber nein: 72 Prozent der 20- bis 25-jährigen Männer überlassen die tägliche Beköstigung komplett den Frauen. Das Interesse an Ernährung ist bei Männern sehr gering, obwohl sie nach Faktoren für einen gesunden Lebensstil befragt, Ernährung gleich an zweiter Stelle nach dem Thema Sport nennen.

Die deutschen Männer sind Weltmeister im Wurstessen. Leider ist dies keine ganz harmlose Leidenschaft: Je mehr verarbeitete Fleischwaren gegessen werden, umso höher ist das Darmkrebsrisiko. Die Deutsche Gesellschaft für Ernährung (DGE) empfiehlt, den Wurstverbrauch auf etwa 30 Gramm pro Tag zu begrenzen. Die Hälfte der Männer überzieht jedoch um mehr als das Doppelte: 64 Gramm Wurst verspeisen sie täglich. Bei Fleischwaren gilt: Je höher der Verarbeitungsgrad, umso größer das Darmkrebsrisiko. So wird dies nach Ermittlungen der EPIC-Studie bei täglich 100 Gramm rotem Fleisch um 49 Prozent erhöht, bei 100 Gramm Wurst sogar um 70 Prozent. Die gute Nachricht ist, dass der Verzehr von 100 Gramm Fisch am Tag das Risiko halbiert.

Das Westdeutsche Fernsehen filmte am Kölner Bahnhof vor einem vegetarischen Imbiss und einer Würstchenbude das

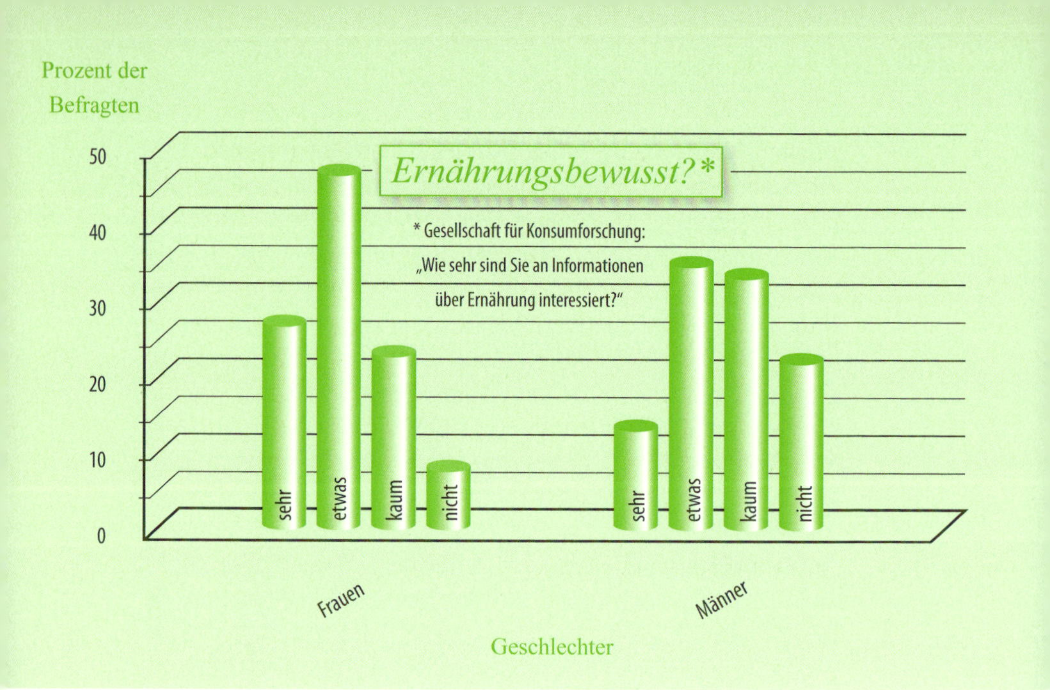

Essverhalten der Gäste mit dem nicht überraschenden Ergebnis, dass 75 Prozent der Männer Würste und nur 39 Prozent Vollwertessen wählten. An der Kölner Universitätsmensa wurde Ähnliches gefilmt. Eine repräsentative Studie von „Heiße Tasse“ deckt Unterschiede in der Ernährung von Männern und Frauen auf und sagt: Snacken ist weiblich, Essen ist männlich. 61 Prozent der Frauen bevorzugen mehrere kleine Snacks und Zwischenmahlzeiten; demgegenüber essen nur 31 Prozent der Männer lieber kleine Portionen statt großer Mahlzeiten. 52 Prozent der Frauen, aber nur ein Drittel der Männer, legten Wert auf die Inhaltsstoffe und Qualität des Essens. Besorgnis-erregend ist, dass nur neun Prozent der Befragten eine Zwischenmahlzeit als Pause nutzten. Vor allem Männer essen „nebenher“, zum Beispiel vorm Fernseher (60 Prozent) oder auf dem Sofa (51 Prozent). Unbewusstes Essen führt leicht dazu, dass man den Überblick verliert und auch nie richtig satt wird.

Betrachtet man die Ergebnisse der zweiten sächsischen Verzehrstudie zeigt sich, dass sich gegenwärtig selbst im Essensbereich eine Angleichung der Gewohnheiten vollzieht. Das wundert nicht vor dem Hintergrund der Tatsache, dass Frauen bestimmen, was auf den Tisch kommt. Ich erlebe oft, wie Frauen Ihren Männern das Fleisch und Fett aus der Nahrung wegnehmen, Gemüseportionen zum Mitnehmen vorbereiten und kontrollieren, was Männer essen. Zwar kann dies ganz bequem sein, aber die Auswirkungen eines solch eher mütterlichen als partnerschaftlichen Verhaltens auf die Rollenbilder und Partnerschaft können erheblich sein.

Nach einer amerikanischen Befragung erklären sich 39 Prozent der Frauen, aber nur 15 Prozent der Männer, für schokoladensüchtig. Das Forschungszentrum für Umwelt und Gesundheit fand heraus, dass Frauen zwölf Mal im Monat und Männer neun Mal Schokolade essen. Dies ist ein Ergebnis der Sozialisation, nicht unbedingt der Biologie. Noch bei Vorschulkindern naschen Jungen intensiver Süßes als Mädchen. Diese werden aber eher mit Süßigkeiten getröstet und können sich als „ schwaches Geschlecht" süße, schwache Seiten eben leisten. Männer tendieren dann zu stärkenden und anregenden Lebensmitteln.

Einen großen Pluspunkt haben Männer. 80 Prozent von ihnen haben keine DIÄTERFAHRUNG. Das ändert sich, denn zwölf Prozent der 11- bis 15-jährigen Jungs sind auf Diät. Diäten machen Männer eher schwach, weil die Produktion von Testosteron zurückgeht. Mit Sport kann Mann viel besser abnehmen. In einer amerikanischen Studie absolvierten übergewichtige Testpersonen ein tägliches Lauftraining über 16 Monate. Männer reduzierten ihr Gewicht im Schnitt dabei um 5,2 Kilogramm, Frauen hielten lediglich ihr Gewicht. Aufhorchen lassen sollte uns des Weiteren die Tatsache, dass Verheiratete zwar länger und gesünder leben aber auch übergewichtiger sind. Wenn wir dann wiederum bedenken, dass leichtes Übergewicht eher gesundheitliche Vorteile und längere Lebenserwartung bringen kann, können wir uns wieder beruhigen. Die Hypothesen zu den Ursachen reichen von größerer Bequemlichkeit und Nachlässigkeit bei Verheirateten bis hin zu größerem Stress in der Ehe.

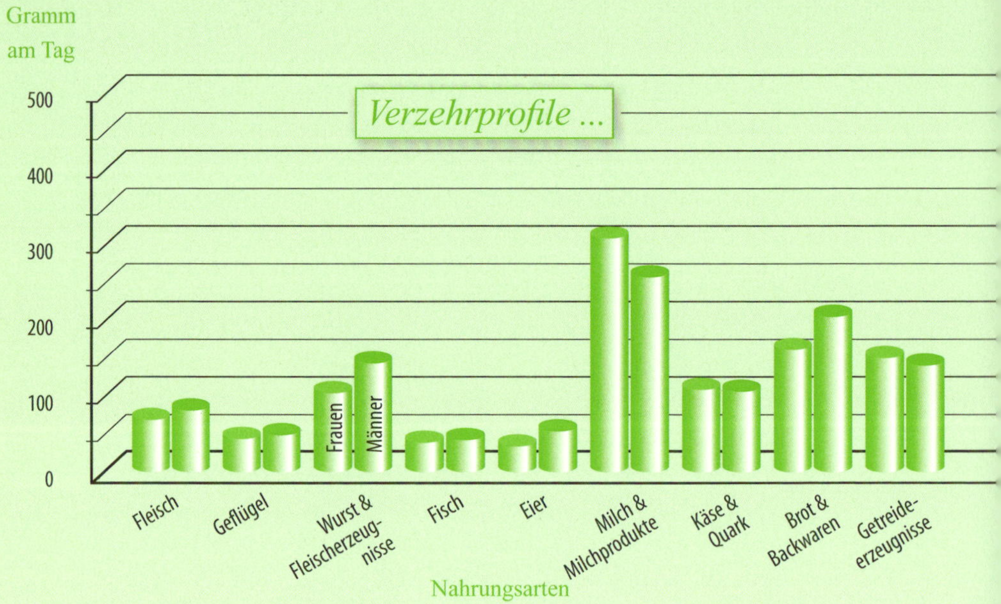

Bei dem Thema Stress denke ich unweigerlich darüber nach, warum Männer tendenziell in allen Ländern deutlich übergewichtiger sind als Frauen. Eine Langzeitstudie der University of California hat nachgewiesen, dass Frauen mit Stress besser umgehen als Männer. Der weibliche Körper schüttet in Krisenzeiten das Hormon Oxytozin aus. Frauen besprechen Probleme ausführlich mit ihren Geschlechtsgenossinnen. Sie lachen häufiger als Männer, weinen doppelt so häufig und zeigen insgesamt ihre Stimmungen offener und haben damit wirksamere Stressabbaustrategien.

Sie wissen bereits, dass Stress dick macht, weil das Stresshormon Cortisol zur Bildung von Stressfettzellen in der Körpermitte führt. Testosteron ist als zweites Hormon dafür zuständig, dass immer mehr Männer einen großen Bauch vor sich herschieben, von ihrer Liebe zum Bier einmal abgesehen. Männer mit niedrigem Testosteron-Spiegel haben oft auch zu viel Bauchfett – und damit eine verkürzte Lebenserwartung. Das geht aus einer Studie mit knapp 800 Männern hervor, die über

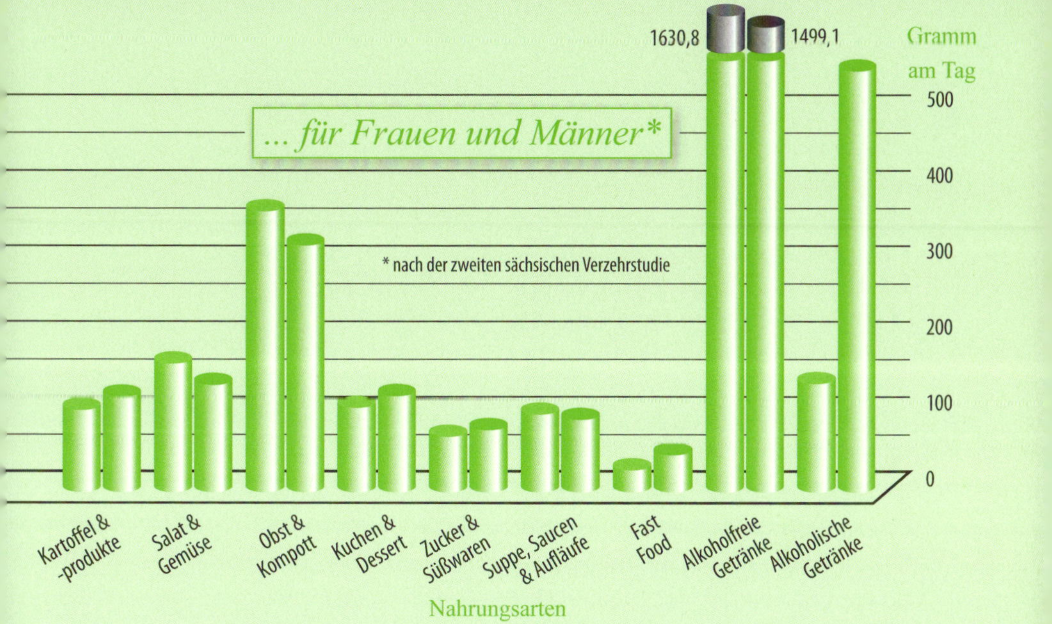

18 Jahre hinweg beobachtet wurden. Die Sterblichkeit bei den Männern mit niedrigem Testosteron war um ein Drittel höher. Darauf haben Ärzte auf einem US-Endokrinologie-Kongress hingewiesen.

Die Hormonfrage bringt uns unweigerlich zum Thema Liebeslust. „Ich kann nicht mehr“, ist hinter deutschen Haustüren immer häufiger zu hören. Die gute Nachricht ist: Sie können etwas dagegen tun bzw. dafür sorgen, dass es gar nicht erst so weit kommt. Die LIBIDO-KILLER des Alltags sind Stress, überflüssige Pfunde, Bewegungsmangel, Rauchen, Alkohol, zuckerreiche Nahrung. Generell ein ungesunder Lebensstil, der den Körper frühzeitig altern lässt. Als Antwort auf Stress reduziert Ihr Körper „Luxusleistungen“ wie Verdauung, Schlaf, Hautdurchblutung und auch Sex (!), um sich den scheinbar wichtigeren Problemen zu widmen. Die Herzfrequenz ist beschleunigt, der Blutdruck erhöht, die Muskulatur besser durchblutet als die Haut, der Schlaf wird oberflächlich. Die Zeugung von Nachwuchs ist unwichtig, wenn es ums eigene Überleben geht. Diese Reaktionsweise als Antwort auf Bedrohungen ist Jahrmillionen alt und kann nicht mit dem Verstand abgeschaltet werden.

Untersuchungen von Prof. Pfeiffer an der Charité in Berlin konnten zum Thema Potenz zeigen, dass Zucker nicht nur die Blutgefäße schädigt, indem sie verstopfen. Die Dehnfähigkeit geht verloren und durch Ablagerung an den Zellwänden wird nicht genug Blut transportiert. Zucker setzt sich auch an den Nervenenden fest und die Reizweiterleitung wird gestört. Je mehr Körperfett Sie, insbesondere am Bauch, haben, umso weniger Lusthormone werden gebildet, statt dessen weibliche Östrogene. Der LIBIDO-PUSCHER schlechthin ist Testosteron, das Hormon der Lust. Es nimmt automatisch ab, je älter wir werden und je mehr Stress wir haben. Das muss nicht so sein. Steuern Sie gegen mit Zink, Mangan, Eiweiß, Vitamin B6 zum Beispiel in Shiitakepilzen, Kürbiskernen, Linsen, Sojaprodukten und Garnelen. Erhöhen Sie außerdem den DHEA-Spiegel, die „Mutter aller Hormone“: schon eine Scheibe Vollkornbrot oder täglich Bierhefe reichen. Bewegen Sie sich. Männer, die sich täglich bewegen, haben ein geringes Risiko Potenzprobleme zu bekommen. Die schönste Stimulation sind und bleiben Sex und erotische Gedanken, die das Lusthormon freisetzen.

Wie wäre es einmal mit der gezielten Auswahl eines Essens für Lust und Liebe? Ich finde es einfach wundervoll, bekocht zu werden. Wenn dann noch meine Lieblingsspeisen und ein guter Wein auf dem Tisch stehen, bin ich hin und weg. Mein Tipp an Männer ist deshalb auch, einmal einen Kochkurs zu besuchen. Es gibt wohl kaum ein Frauenherz, was Sie mit einem selbst gekochten Essen nicht erobern können. Wenn Sie dann noch einige kulinarische Tricks und Regeln beachten, können Sie ein Fest der Sinne feiern. Oft geht in unserem hektischen Alltag die Wahrnehmung von Details, die unser Gehirn erfreuen, verloren. Dabei liegen zwei mächtige Stimulansien so nah: Essen und Erotik. Sie erregen unsere Sinne auf mehreren Ebenen: Geruchssinn, Geschmackssinn, Tastsinn, Augen, Ohren und vor allem unser ästhetisches Empfinden sind mit von der Partie.

Hormoncheck für Männer

- Ich bin öfter erschöpft.
- Ich bin öfter traurig oder zornig.
- Ich bin leicht reizbar.
- Ich habe Stress mit meiner Partnerin.
- Ich bin körperlich nicht mehr so kräftig.
- Ich habe einen kleinen Bauch.
- Ich hatte früher mehr Lust auf Sex.
- Ich schwitze stark (tags oder nachts).
- Ich bin schnell erkältet.
- Ich hatte Mumps.
- Ich bin öfter nervös.
- Ich bin öfter ängstlich.
- Ich bin selten richtig zufrieden.
- Meine Arbeit stresst mich.
- Ich habe manchmal Potenzsorgen.
- Ich habe Gewichtssorgen.
- Mein Gedächtnis war mal besser.
- Ich habe öfter Kopfschmerzen.
- Ich hatte eine Prostataentzündung/-operation.
- Ich hatte Harnwegserkrankungen.

Unter 10 Anstriche: Prävention ist Ihr Stichwort. 10-18: Tun Sie etwas, wenn der Hormonabfall zu früh für Sie ist.
ab 18: Höchste Eisenbahn für eine Umkehr. Am besten den Testosteron-Wert beim Männerarzt messen.

Und sie verstärken sich gegenseitig. Hinzu kommt, dass gemeinsames Speisen einen sehr geselligen, verbindenden Aspekt hat und dass von jemandem bekocht zu werden unserem Bedürfnis nach Fürsorge, Aufmerksamkeit und Wichtigkeit gerecht wird.

APHRODISIAKA sind Nahrungsmittel, Gewürze, Pflanzen, denen eine anregende Wirkung auf das Liebesleben nachgesagt wird. Sie sollen Körper und Geist auf die Liebe vorbereiten und die Empfindungen intensivieren. Messbare Wirkungen sind selten, wie immer spielt sich das meiste im Kopf ab. Der Name stammt von der griechischen Liebesgöttin Aphrodite. Austern sind wohl der Inbegriff von Erotik. Casanova glaubte fest an die Wirkung der Auster und soll allmorgendlich 50 von ihnen roh verspeist haben. Für die erotisierende Wirkung ist vermutlich das enthaltene Zink am wichtigsten, welches die Spermienproduktion anregt und den Testosteronspiegel anhebt. Meeresfrüchte und Fisch gelten insgesamt als aphrodisierend, was am hohen Eiweiß- und Phosphorgehalt liegen kann.

Die Römer widmeten den Sellerie dem Gott Pluto, Gott der Liebe und der Unterwelt. Er ist in Europa eines der bekanntesten pflanzlichen Aphrodisiaka. Roh soll Sellerie die Liebeslust besonders fördern, als Suppe schmeckt er ebenso köstlich.

Gewürze fachen das innere Feuer an. Ingwer oder Chili sind bekannt, ebenso der Senf. Schon die Nonne Hildegard von Bingen kannte die Wirkung mancher Gewürze und warnte davor, weil sie „ausgelassen, gelüstig und dumm" machen. Der Senf steht auf der Hitliste der aphrodisierenden Gewürze ganz oben. Die Vielfalt der Geschmacksvariationen ist groß, wählen Sie ganz nach Belieben. Die Azteken und Maya nutzten das Fruchtfleisch der Avocado als Stimulan, die reich an Proteinen, Fettsäuren und den Vitaminen A, B, E ist.

Spätestens seit „Pretty Woman" wissen wir, warum Erdbeeren zum Champagner serviert werden. Kaum eine Kultur, die nicht an die erotische Kraft des Eies glaubt; Männern erhalten neuen Schwung, Frauen erholen sich schneller durch den Verzehr. Geflügel, vor allem Tauben, gelten rund um den Erdball als Lustmittel, die Innereien des Hahns als Spezialität. Huhn enthält sehr viel Zink, was gut fürs Immunsystem und für die Fortpflanzungsorgane ist. Petersilie gilt als Hexenkraut und Weintrauben sind ein bekanntes Sexsymbol. Auch rohen Thunfisch können Sie testen. Eines, wenn nicht d a s, verführerischste Lebensmittel ist zweifellos die Schokolade: süßes Aroma, zartes Schmelzen und ein sanftes Gefühl im Mund. Kakao enthält einen Stoff, der Gefühle, ähnlich dem Verliebtsein, auslöst: Phenylethylamin. Er gehört zur Gruppe der Glückshormone. Hier scheinen wir den einzigen wissenschaftlich eindeutigen Zusammenhang zu finden.

Was können Sie weiter tun oder lassen? Wasser ohne Kohlensäure genießen, aber dafür ein Glas Sekt oder Champagner. Die perlenden Eigenschaften sorgen dafür, dass der Alkohol schneller ins Blut geht und die Nerven im Mundraum und auf der Zunge stimuliert werden. Bier kann erfrischen, riecht aber nicht für jede Frau angenehm und macht bekanntlich auch

Was wir voneinander lernen können

Männer von Frauen:	Gesundheitsvorsorge zu betreiben.
Frauen von Männern:	Auch mal zu klagen, wenn man krank ist.
Männer von Frauen:	Über Probleme zu sprechen.
Frauen von Männern:	Nicht alles zu ernst zu nehmen.
Männer von Frauen:	Im Genuss zu schwelgen.
Frauen von Männern:	Kein schlechtes Gewissen zu haben.
Männer von Frauen:	Mehr Fisch, Gemüse und weißes Fleisch zu essen.
Frauen von Männern:	Ausreichend zu essen.
Männer von Frauen:	Dass der Bauch klein bleiben sollte.
Frauen von Männern:	Dass es sich mit (kleinem) Bauch gut leben lässt.

müde. Für einen Abend zu zweit empfiehlt sich daher ganz besonders Rotwein, da er erst getrunken wird, wenn er Zimmertemperatur hat und sein Bukett oft den des kühlen Weißweins übertrifft. Die anregende Eigenschaft des Alkohols beruht insbesondere auf dessen enthemmender Wirkung, die aber ins Gegenteil umschlägt, wenn er in zu großen Mengen genossen wird. Kaffee betört durch sein Aroma, treibt Sie aber auch öfter, als Ihnen vielleicht lieb ist, ins Badezimmer

Es gibt auch ANAPHRODISIAKA. Stimmungstöter wie Dill können in größeren Mengen lustdämpfend wirken. Lavendel und Baldrian beruhigen. Seien Sie vorsichtig mit Hülsenfrüchten, denn der Bauch kann sich lautstark bemerkbar machen. Abhilfe verschafft Kümmel. Sie sollten keinen schweren Braten anbieten, er ist verdauungsintensiv und das Blut sammelt sich in der Magengegend. Achtung bei Kohlenhydraten, die den Blutzuckerspiegel hochschießen lassen, wie Weißbrot, Kartoffeln oder geschälter Reis – Sie werden müde.

ERNÄHRUNGSIRRTÜMER & DENKFALLEN

Es irrt der Mensch, solang er strebt. Johann Wolfgang von Goethe

Wir haben schon besprochen, dass es nicht d i e Empfehlung für richtige Ernährung gibt. Neben individuellen Besonderheiten hängt unser Verständnis auch immer vom Stand der Wissenschaft ab. So ist es völlig normal, dass wir heute Dinge erfahren, die noch vor 20 Jahren unbekannt waren. Auf der anderen Seite kehren wir oft zu den Weisheiten unserer Großeltern zurück, zum Beispiel wenn wir wieder darauf achten, regional und saisonal zu essen. Nicht umsonst wurde vor kurzem EU-weit der Verbraucherschutz verbessert, indem die Bedingungen für Werbung auf Lebensmitteln, speziell für Kinder, strengeren Anforderungen unterworfen wurden.

90 Prozent der Kinder bis acht Jahre wissen, dass sie für die Gesundheit Obst und Gemüse essen müssen. Aber: Einen günstigen Gesundheitswert ordnen 60 Prozent Kinderschokolade, 37 Prozent Pommes frites, 41 Prozent Milchschnitte, 21 Prozent Cola und Limonade, 19,4 Prozent Hamburgern zu (Ernährungsbericht 2000 der DGE). Auch wir Erwachsenen würden nur zu gern glauben, dass wir leichtfüßig und schlank, Joghurtschokolade essend, durchs Leben hüpfen könnten.

Zwei KARDINALIRRTÜMER stehen am Anfang: Wir müssen weniger essen um abzunehmen und Sport macht schlank. Wenn Sie Sport bis zum Umfallen getrieben haben und nicht aus Freude an der Bewegung, wissen Sie, was gemeint ist. Ich habe mehr als zehn Jahre so trainiert, bevor ich gespürt habe, dass ich mir damit gar keinen Gefallen getan habe.

Wie viele Menschen kennen Sie, die nach einem Schlemmerabend das Frühstück ausfallen lassen, im Januar „den Gürtel enger schnallen“ oder mit Kalorien- und Fett-Tabellen leben? Die Ergebnisse sind meist verheerend, die meisten von ihnen essen nach vielen Jahren immer weniger, sind müde, schlapp und kämpfen ständig mit ihrem Gewicht. Dahinter steckt die Annahme, dass unser Körper, wenn er weniger Energie aufnimmt als er benötigt, an die Fettreserven geht. Das tut er aber nicht. Wenn er weniger bekommt als er benötigt, ist das ein Notstandssignal, das mit Sicherung der Fettreserven und Speicherung von neuem Fett beantwortet wird.

Aus der Kalorien- und Fetthysterie der letzten Jahre sind die meisten Menschen mit völlig falschen Vorstellungen darüber herausgegangen, was ihr Körper tatsächlich braucht. Hinzu kam die Erfahrung von 800-Kalorien-Diäten oder Null-Diäten, die sogar in Kurklinken verordnet wurden. Wenn Sie zu wenig essen heißt das außerdem, dass der Körper unterversorgt ist mit Nährstoffen und Amminosäuren, die er für die Bildung von Hormonen dringend benötigt. Lassen Sie mich zwei Beispiele aus meinem Praxisalltag schildern:

Ein Mann, 43 Jahre, BMI 27, Sport treibend, hat einen Bedarf von 3.229 Kalorien. Er kommt mit erhöhtem Blutzucker, Reizmagen und möchte einige Kilo abnehmen. Sein Speiseplan besteht aus einem Frühstück: Grünkernflocken, Banane, Milch; Mittag: Schweinegeschnetzeltes, Gemüse, Reis; Nachmittag: Weintrauben; Abend: Brot, Butter, Käse, Salami, Tomaten; sind gleich 2.068 Kalorien, 89 Gramm Eiweiß, 53 Gramm Fett und 309 Gramm Kohlenhydrate. Der Körper hat ein Defizit von mehr als 1.000 Kalorien, einen Kohlenhydratüberschuss und Eiweißmangel. Er kann kein Fett verbrennen und leistungsfähig sein und der erhöhte Blutzucker ist die logische Folge von Stress und zu vielen Kohlenhydraten, die den Blutzucker nach oben treiben.

Eine Frau, 64 Jahre, BMI 28 und einem Bedarf von 2.540 Kalorien klagt über Schwächezustände nach dem Essen und

Übersäuerung. Der Speiseablauf – bereits nach einer Umstellung der Kohlenhydrate – startet mit dem Frühstück: Vollkornbrot, Käse, Schinken, Apfelsine; Mittag: Salat, Paprika, Geflügel; Abend: Tomatensuppe, Mozzarella, Glas Wein; sind gleich 1.011 Kalorien, 76 Gramm Eiweiß, 20 Gramm Fett und 94 Gramm Kohlenhydrate. Jedes Auto würde bei einer derartigen Unterversorgung den Dienst verweigern, aber uns ist gar nicht bewusst, was wir von unserem Körper verlangen. Für Viele ist das Umdenken extrem schwer, dass sie vielleicht zu wenig und auch noch das Falsche essen. Offenbar ist Leiden und Verzichten leichter als Genuss und bewusste Versorgung.

Die restriktive Kalorienzufuhr geht oft einher mit der Überwindung zur sportlichen Betätigung, um Gewichtsprobleme in den Griff zu bekommen. Leider bringt der Sport beim Energieverbrauch weit weniger als wir hoffen. Dies hat jeder schon einmal festgestellt, wenn er die bei modernen Fitnessgeräten vorhandene Taste Kalorienverbrauch drückt, nachdem er sich beim Steppen oder Laufen abgemüht hat. Wie die Zahlen ausschauen, lässt sich im Infokasten auf der nächsten Seite betrachten.

Der unterschiedliche Zeitaufwand bei Männern und Frauen ist durch den höheren Anteil von Muskeln im männlichen Körper bestimmt, der mehr Fett verbrennen kann. Der Vorteil des Sports ist in gesundheitlichen Aspekten wie Sauerstoffversorgung, Durchblutung, Stressabbau und Insulinstoffwechsel in den Zellen zu sehen. Für die Energiebilanz zählt die Tatsache, dass Muskeln mehr Energie als Fettzellen verbrauchen. Die Verwirrung komplett machen die wechselnden Theorien darüber, welche Art des Sports die gesündeste oder beste für die Fettverbrennung ist. Galt lange Zeit die Ausdauerbelastung bei moderater Herzfrequenz als Garant für Gewichtsreduktion sind gerade Ratschläge aktuell, mehr Kraftsport bzw. Training in höheren Herzfrequenzen zu treiben. Unter Spaß- und Fitnessaspekten habe ich gute Erfahrungen mit dem beliebten Intervalltraining gesammelt. Dabei wird die Belastung beim Training variiert und zwischen Verschnaufpausen, mittlerer Anstrengung und richtiger Forderung gewechselt.

WEITERE DENKFALLEN SIND HIER FÜR SIE ZUSAMMENGEFASST:

Großpackungen helfen sparen – Sie verleiten zum Essen, denn große Portionen sind günstig und da sie größer sind, essen wir mehr, es ist ja bezahlt. Bio macht nicht dick – Die Produktionsbedingungen werden kontrolliert, nicht aber der Dickmacherfaktor. Erdnussbutter, Maischips oder Rohrzucker landen genauso auf der Hüfte. Ich habe keine Zeit für mich – Der Körper wird sich eine „fette Schutzschicht" gegen diese Vernachlässigung zulegen. Stress macht schlank – Heißhunger und Cortisol machen oft dick. Weniger Schlaf macht schlank – Wer nur fünf bis sechs Stunden schläft, hat weniger Leptin (Satthormon) und erhöht sein Risiko für Gewichtsprobleme um 50 Prozent. Abendessen macht dick – Fürs Gewicht ist nur entscheidend, wie viel man insgesamt am Tag isst, und nicht wann man sein Essen zu sich nimmt. Kaiser, König, Bettelmann galt früher, als tagsüber schwer körperlich gearbeitet wurde. Zwischenmahlzeiten machen dick – Nur wenn keine Kohlenhydrate gegessen werden, die viel Insulin locken. Eiweißsnacks können die Fettverbrennung unterstützen.

WELCHE ERNÄHRUNGSIRRTÜMER KENNEN SIE?

Dunkles Brot ist gesund – Brot ist eines der meist verbrauchten Lebensmittel der Gegenwart. Es ist jederzeit und überall verfügbar und eine schnell bereitete Mahlzeit. In Deutschland ist im so ausgewiesenen Vollkornbrot ein Anteil von mindestens 90 Prozent Vollkornmehl Pflicht, der Rest kann anderes Mehl sein. Bei Brötchen sind 30 Prozent Fremdmehl erlaubt. Je mehr Vollkornanteil das Brot hat, umso dunkler ist es. Mehr ganze Körner, die Nährstoffe, Ballaststoffe und Vitamine enthalten, wurden verarbeitet. Lassen Sie sich aber nicht täuschen. Viele Weißmehlbrote sind heute gefärbt. Der Gesundheitsgedanke greift um sich und dunkler wird als gesünder angesehen. Dunkle Brötchen und Brote sind aber nicht unbedingt Vollkornbrote. Fragen Sie genau nach. Insbesondere falls Backwaren besonders duftig sind. Das geht mit Vollkornteig nicht. Alle Bäcker müssen Zutatenlisten vorzeigen können. Besonders vorsichtig müssen Sie bei mit Malz gefärbtem Brot sein. Malz hat einen sehr hohen Blutzuckeranstieg zur Folge. Ein rich-

*Um ein Kilogramm Fett abzunehmen muss ein(e) ...**

Mann	Frau	
63 Stunden	96 Stunden	spazieren
14 Stunden	18 Stunden	joggen
17 Stunden	21 Stunden	schwimmen
30 Stunden	38 Stunden	Rad fahren
8 Stunden	11 Stunden	Squash spielen

Oder in Schokolade ausgedrückt ...

Tätigkeit	Verbrauch	Schokolade
1 Stunde wandern	300 Kalorien	55 Gramm
1 Stunde reiten	240 Kalorien	44 Gramm
1 Stunde Tennis	350 Kalorien	64 Gramm
1 Stunde Rad fahren	400 Kalorien	73 Gramm

* nach Michel Montignac

tiges Vollkornbrot erkennt man am besten an seiner oft gröberen Struktur. Auch Mehrkornbrot wird oft fälschlicherweise für Vollkornbrot gehalten. Dabei enthält ein Mehrkornbrot nur mehrere verschiedene Kornsorten.

Eier erhöhen den Cholesterinspiegel – Eier enthalten sehr viel Cholesterin. Allerdings zeigen neue Studien, dass Eier den Cholesterinspiegel nicht wesentlich erhöhen. Dies kann am vorhandenen Lecithin liegen, wodurch Cholesterin nur zum Teil ins Blut aufgenommen wird. Der Einfluss der Nahrung auf den Cholesterinspiegel wurde übrigens generell überbewertet. Der Körper selbst ist der größte Produzent. Verringert sich die Zufuhr von außen, erhöht er selbst die Produktion.

Fertigessen spart Zeit – Nur kurzfristig, langfristig kann es Taille und Gesundheit eher schaden, da natürliche Vitalstoffe fehlen und meist Zucker, Stärke und Geschmacksverstärker zugesetzt sind.

Fettreduziert macht schlank – Fettreduzierte Produkte sind die Reaktion der Lebensmittelindustrie darauf, dass wir uns zu fett ernähren. Doch leider sind diese Produkte Imitate der Ursprungsprodukte, nur dass in ihnen das Fett durch Wasser ersetzt wurde. Deshalb kann man mit ihnen nicht mehr backen und kochen. Geschmack und ein gutes Essgefühl gehen verloren. Deshalb wird mit Zucker und modifizierten (künstlich hergestellten) Stärken nachgeholfen. Das Ergebnis ist, dass Sie mehr von diesen Produkten zu sich nehmen. Sie glauben einerseits, dass dies aufgrund der Fettreduktion problemlos möglich sei. Andererseits reagiert unser Körper auf die mangelnde Energiezufuhr mit mehr Hunger. Ihm fehlen die Nährstoffe, die er aus gesunden Fetten und Eiweißen bezieht. Zucker und Stärke sind außerdem Produkte, die Insulin herausfordern und so die Speicherung von Fett im Körper fördern. Geschmacksverstärker und Zusatzstoffe „runden" diese Produkte in der Regel ab. Ihnen machen Sie Appetit auf mehr, auch Heißhunger wird – durchaus im Sinne des Verkäufers – ausgelöst.

Fitnessgetränke sind besser als normales Mineralwasser – Schauen Sie am besten nach, was für Inhaltsstoffe deklariert sind. In der Regel finden Sie Zucker oder Zuckerersatzstoffe. Den Mineralstoffhaushalt können Sie genauso gut mit Apfelschorle aufpeppen.

Frischgemüse ist besser als gefrostetes – Es kann sogar umgekehrt sein, weil frisches Gemüse oft unreif geerntet wird, damit es besser hält. Für die Frostung wird Gemüse reif und direkt vom Feld schockgefroren, Vitamine und Mineralien bleiben so erhalten. Ob generell Gemüse und Obst aufgrund der veränderten Umweltbedingungen ihre Qualität verloren haben, lässt sich schwer sagen. Die Studien dazu widersprechen sich. Unter energetischen Aspekten wird Gefrorenes allerdings genauso als tote Nahrung betrachtet wie Gekochtes.

Gemüse und Obst machen nicht dick – Das kommt darauf an, woraus es besteht. Es gibt Ausnahmen mit viel Stärke oder Zucker wie weiße Saubohnen, Mais, Datteln, Bananen und natür-

Wohlbefindens-Check

- Jeder Mensch is(s)t anders. Glauben Sie keiner Theorie blind, sondern testen Sie selbst.
- Es gibt keine Wundermittel, unser Körper funktioniert nach Naturgesetzen.
- Nach dem Essen sollten Sie weder Müdigkeit noch Bauchweh oder Heißhunger spüren.
- Zählen Sie vor dem Essen eine Minute Ihren Puls und danach wieder. Ist er mehr als drei Schläge erhöht, macht etwas aus dem Essen Stress im Körper.
- Beachten Sie thermische Aspekte der Nahrung, wenn Sie leicht frieren oder schwitzen.
- Hunger und Energie zeigen, ob drei große oder fünf kleine Mahlzeiten zu Ihnen passen.
- Ermitteln Sie Ihren Bedarf an Nahrungsenergie (www.uni-hohenheim.de, Stichwort Energiebedarfsrechner), Mineralien oder Vitaminen (Blut- oder Haaranalyse), bevor Sie eingreifen.

lich dann, wenn es weiter verarbeitet wurde, zum Beispiel zu kandierten Früchten. Oder gezuckertem Kompott.

Gummibärchen machen nicht dick – Sie enthalten zwar kein Fett. Dafür sollten Sie einmal nach dem Zucker fragen. 13 Stück Würfelzucker kommen auf 50 Gramm der hübschen Kleinen. Schauen Sie genau in die Zutatenlisten. Oft wird mit „zuckerfrei" geworben und dann ist Honig oder Rohrzucker verwendet worden, was die Insulinausschüttung und damit potentielle Fettspeicherung genauso fördert wie bei anderen Süßigkeiten.

Kartoffeln sind Schlankmacher – Sie sind zwar fettarm, basisch und mineralstoffreich, aber haben einen hohen glykämischen Index, je mehr sie verarbeitet wurden (zum Beispiel als Püree), umso höher. Dies führt zur Speicherung von Fett. Wenn Sie Kartoffeln essen, dann am besten mit der Schale (Ballaststoffe senken den Blutzucker), in Kombination mit Magerquark oder ersetzen Sie sie durch Süßkartoffeln.

Margarine ist gesünder als Butter – Die aus Pflanzenöl hergestellte Margarine wird immer wieder als gesünder angepriesen und soll das Herzinfarktrisiko mindern. Butter dagegen sei wegen des hohen Cholesteringehaltes schädlich fürs Herz. Dafür gibt es keinen Beweis. Die gesunden ungesättigten Fettsäuren des Pflanzenfetts werden durch den Härtungsprozess bei der Herstellung zum Teil in gesättigte Fettsäuren umgewandelt. So geht der besondere Wert des Produktes verloren, es kann vielmehr den Körper schädigen, weil Transfette entstehen. Dies sind künstlich veränderte Varianten natürlicher Fette. Sie führen zur Erhöhung der Blutfettwerte, Ablagerungen in Blutgefäßen, senken das gute HDL und erhöhen das LDL-Cholesterin, ziehen Entzündungen im Gehirn nach sich. Die Wahrscheinlichkeit für Alzheimer wird verdoppelt. Fünf Gramm täglich erhöhen das Risiko für Herz-Kreislauferkrankung um 25 Prozent.

Probiotischer Joghurt ist besser als normaler Joghurt – Probiotische Joghurts versprechen einen günstigen Einfluss auf die Funktion des Darms und damit auf das Immunsystem. In den dazu durchgeführten Untersuchungen werden die Einflussfaktoren allerdings einzeln untersucht. So kommen Sie aber in unserem Körper nicht vor. Außerdem ist Naturjoghurt selbst gesund. Einen Wirksamkeitsvergleich zwischen normalem Joghurt und probiotischem gibt es nicht. Es ist also nicht klar, ob der positive Einfluss auf den Darm nicht auf den Eigenschaften des Joghurts selbst beruht. Sparen Sie Geld, indem Sie die Naturvariante vorziehen.

Rohkost ist gesünder als Gekochtes – Rohkost ist teilweise schwer verdaulich. Es bleiben Nahrungsbestandteile im Darm zurück, die von Mikroorganismen vergoren werden. Die Folgen: Blähungen und Verdauungsstörungen. Manche Inhaltsstoffe von Nahrungsmitteln wie Beta-Carotin in Tomaten können vom Körper besser aufgenommen werden, wenn sie gekocht sind. Im Ayurveda geht man sogar so weit zu sagen, dass ungekochte Nahrung dem Körper Energie bei der Verarbeitung entzieht. Testen Sie, was Ihnen bekommt und mischen beide Formen, Gekochtes für abends, Rohes für mittags.

Probiertipps

Amarant ist ein getreideähnliches Gewächs der Mayas und Azteken mit hohem Proteinanteil, vielen Ballaststoffen, Mineralien, Vitaminen und ungesättigten Fetten. Er lässt sich gut für Süßes und Herzhaftes statt Reis verwenden.

Quinoa ist eine südamerikanische Körnerfrucht. Sie enthält viel hochwertiges Eiweiß, Vitamine und Mineralien. Es wird deshalb auch „Gold der Inkas" genannt. Gekocht wird Quinoa wie Reis, kann als Beilage, in Suppen, gemahlen auch in süßen Aufläufen und Teigen verwendet werden.

Kamut ist ein Urweizen aus Ägypten stammend. Kamut enthält 20 bis 40 Prozent mehr Eiweiß, mehr Aminosäuren, Vitamine und Mineralstoffe als Weizen und wird meist von Weizenallergikern vertragen.

Arganöl wird von einem der ältesten Bäume der Welt in Marokko gewonnen. Das Öl enthält mehr als 80 Prozent ungesättigte Fettsäuren und ist ungewöhnlich reich an herausragenden Radikalfängern. Sie unterstützen das Immunsystem. Es kann zum Essen oder äußerlich angewendet werden.

Salz erhöht den Blutdruck – Nur bei salzempfindlichen Menschen. Allerdings fördert Salzkonsum die Wassereinlagerung im Bindegewebe und zu viel Salz verdirbt die Geschmacksknospen, so dass Sie für Wohlgeschmack eine immer höhere Dosis benötigen. Darin ähneln sich Zucker und Salz.

Süßstoff macht schlank – Süßstoffe werden empfohlen, weil sie im Gegensatz zum Zucker keine Kalorien haben und deshalb nicht dick machen sollen. Letzteres ist umstritten. Süßstoffe werden in der Tierhaltung mit Erfolg als Mastmittel eingesetzt. Mit Futter, das Süßstoff enthält, erreichen Tiere schneller das angestrebte Schlachtgewicht. Sinkt bei ihnen der Blutglukosespiegel, löst dies Hunger aus. Die Tiere fressen mehr. Auch Menschen nehmen zu, wenn sie Süßstoffe verwenden. Der süße Stoff täuscht dem Körper vor, er könne Zucker erwarten, so dass dieser sich auf Insulinverarbeitung einstellt. Der Zucker kommt jedoch nicht, so dass aller vorhandene Blutzucker verbraucht wird. Dies führt zu einer Unterzuckerung und löst Heißhunger aus.

DIE SÜSSEN SEITEN DES LEBENS

Glauben Sie nicht Schokolade wäre ein Ersatz für die Liebe! Die Liebe ist vielmehr ein Ersatz für Schokolade.

Miranda Ingram

Süß macht glücklich! Leider landen normalerweise Schokolade, Kuchen, Eis & Co durch die Kombination von Zucker und Fett sofort auf der Hüfte. Und sie setzen sich viel schneller fest, als wir sie wieder loswerden. Die Industriezucker machen in der meist vorhandenen Kombination mit Geschmacksverstärkern zudem süchtig. Wir wollen immer mehr haben und aus einem Stück Schokolade wird schnell eine ganze Tafel. Schon sind wir in einen jahrelangen Kampf gegen die Versuchungen verstrickt, die uns von der Frühstückswerbung bis zum abendlichen Kinobesuch begleiten.

Warum naschen wir? Oft ist ein auf- und abschaukelnder Blutzuckerspiegel dafür verantwortlich. Erste Anzeichen für einen Blutzuckerabfall sind Müdigkeit oder schlechte Laune, gefolgt von einer inneren Unruhe, Unkonzentriertheit und dem Zwang, etwas zu essen zu suchen. Meist ruft der Körper dann nach Süßem oder Kohlenhydraten wie Pizza, Brötchen oder Obst. Das normale Funktionieren des Körpers ist im Blutzuckerkeller nicht mehr gewährleistet und er behilft sich mit Heißhunger, um schnell an leicht verfügbare Energie aus der Nahrung zu kommen. Leider sind die Folgen unserer Heißhungerattacken nicht angenehm. Von Trägheit über Schlaflosigkeit, Ärger über sich selbst und das Gefühl des Kontrollverlustes bis Gewichtszunahme ließe sich verschiedenes aufzählen.

UNREGELMÄSSIGES ESSEN UND DIÄTEN. Der Körper leidet Mangel – oft über Monate und Jahre – und holt sich, was er braucht.

Schlankheitsidealen folgend, verlieren wir das Gefühl dafür, was und wie viel der eigene Körper wirklich benötigt. Oft sind das mehr als 2.000 Kalorien am Tag, gegessen wird eher die Hälfte. Heißhunger ist ein lebenserhaltender Mechanismus, manche/er würde sonst verhungern. Ein ähnlicher Effekt tritt ein wenn Mahlzeiten ausfallen. Dafür reicht schon das weit verbreitete „Vergessen“ des Mittagessens. Es wird im Gehirn der Botenstoff Neuropeptid Y gebildet, der einen unstillbaren Hunger auslöst. Eine Randbemerkung sei mir an dieser Stelle gestattet. Dieser Botenstoff ist außerdem für die Steuerung von Angst im zentralen Nervensystem zuständig. Ich erkläre mir damit den auch aus eigener Erfahrung bekannten Umstand, dass die Vorstellung nichts, oder nicht genug zu essen zu bekommen, Angst auslösen kann. Wenn diese Angst auf ein Grundbedürfnis wie Existenzsicherung trifft, wird der Verstand ausgeschaltet und es reagieren die Gefühle. Wir verhalten uns dann unlogisch und horten vielleicht Lebensmittel oder essen anders, als wir es uns vorgenommen haben. Zu ergänzen ist außerdem die Angewohnheit, bei den Hauptmahlzeiten zu wenig zu essen. Sei es aus Gewichtssorgen oder Zeitmangel. Im Ergebnis naschen wir dann den ganzen Tag mal hier, mal da, weil der Körper uns durch seinen Appetit signalisieren will, dass er unterversorgt ist. Und wozu greifen wir? Natürlich zu Süßem.

FALSCHES ESSEN. Von besonderer Bedeutung für den Blutzuckerspiegel ist der Einfluss der aufgenommenen Kohlenhydrate. Heute weiß man, dass sie sich vor allem im Ausmaß des Blutzuckeranstiegs nach ihrem Verzehr unterscheiden. Wie reguliert der Körper den Blutzucker? Durch Insulin, das Hormon, welches von der Bauchspeicheldrüse erzeugt wird, um den Blutzuckerspiegel konstant auf seinem Normalwert zu halten.

Wird ein Nahrungsmittel wie Brot, Pommes frites oder Haushaltszucker aufgenommen, steigt der Blutzucker sehr stark an, die Bauchspeicheldrüse schüttet übermäßig viel Insulin aus. Es wird in der Folge mehr Blutzucker, als bis zum Normalwert nötig, verarbeitet. Es kommt zur Unterzuckerung. Wir sind müde und antriebslos. Mit Heißhungerattacken versucht der Körper

Sind Sie im Auf und Ab der Kohlenhydrate?

- Sind Sie am späten Vormittag oder/und Nachmittag müde oder hungrig?
- Haben Sie Gewichtssorgen, obwohl Sie wenig essen?
- Trifft der Spruch „der Appetit kommt beim Essen" auf Sie zu?
- Ist es einfacher nicht zu essen, als weniger zu essen?
- Sind Sie besser gelaunt, wenn Sie Süßigkeiten essen?
- Naschen Sie heimlich Süßes?
- Stehen Sie nachts auf, um zu essen?
- Kennen Sie Heißhungerattacken?
- Fühlen Sie sich manchmal energielos?
- Kennen Sie Stimmungsschwankungen?

dieses Defizit auszugleichen. Werden nun wieder Blutzucker steigernde Nahrungsmittel aufgenommen, beginnt der Teufelskreis von vorn. Typische Warnzeichen sind der große Appetit auf Brot, Nudeln und Süßes – diese machen Appetit auf mehr.

STRESS. Die Stresshormone Cortisol und Adrenalin sind dafür zuständig, dass dem Körper die – für diese Aktivierungsreaktion erforderliche – Energie bereitgestellt werden. Hierzu werden zum Beispiel Energiereserven in Form von Glykogen aus Muskulatur und Leber mobilisiert, was zum Anstieg des Blutzuckers führt. Wie Sie wissen, lockt dies das Insulin und der Blutzucker fällt wieder. Hier folgt dann der unkontrollierbare Appetit. Dem können Sie entgehen, wenn Sie Stress aktiv abbauen und regelmäßig essen. Lebensmittel, die Ihren Blutzuckerspiegel relativ konstant halten wie Eiweiße, Gemüse, Nüsse, Vollkornprodukte sind besonders geeignet. Wenn Sie ein Stress-Esser sind und tagsüber oft Mahlzeiten ausfallen lassen, werden Sie abends oft noch im Mantel über Ihren Kühlschrank herfallen. Der Köper holt einfach nach, was er nicht bekommen hat. Wenn Sie jetzt Brot oder Süßigkeiten essen, werden Sie kaum genug davon bekommen. Probieren Sie in solchen Situationen stattdessen aus zuerst Quark oder Joghurt zu essen. Sie sättigen schnell und vor allem dämpfen sie den Appetit auf mehr. Da sie kaum Insulin zur Verdauung benötigen, kommt auch nicht so schnell neuer Heißhunger. Wenn Sie abends essen gehen, sollten Sie deshalb vorm Losgehen keine Backwaren vertilgen, sondern lieber einige Nüsse, ein Stückchen Käse oder dunkle Schokolade naschen. Ein persönlicher Rat von mir: Schokolade regelmäßig prophylaktisch zu essen, bevor sich der riesige Appetit einstellt. Dann naschen Sie maß- und genussvoll, statt gierig und unkontrolliert.

HORMONE. Licht beeinflusst sehr stark die Bildung des Glückshormons Serotonin. Wenn wir wenig Tageslicht bekommen, weil wir uns aus dem Bett ins Auto, von dort an den Schreibtisch und wieder zurück bewegen, tritt eine Mangelerscheinung ein. Der Körper versucht, diesen durch Appetit auf Süßes auszugleichen. Deshalb sollte auch nicht komplett auf Kohlenhydrate verzichtet werden, denn diese befördern die Bildung von Serotonin und verbessern die Stimmung. Wir essen allerdings vordergründig weil es schmeckt. Die Vorliebe für Süßes ist angeboren. Vom ersten Tag an bevorzugen Neugeborene Süßes. Zucker lässt sie sogar Schmerzen besser ertragen: Wenn Neugeborene Injektionen erhalten, reagieren sie auf die Nadel weniger, wenn sie gleichzeitig etwas Süßes bekommen.

Gute Laune kann man ohne Reue essen, zum Beispiel in Form von Schokolade. Für die hochwertigen dunklen Sorten interessieren sich Männer schon viel länger als Frauen. Das Genießen von dunkler Schokolade ist ein Lernprozess. Wenn die Geschmacksknospen viel Zucker gewöhnt sind, wird natürliche und feine Süße erst einmal kaum mehr wahrgenommen. Vielleicht denken Sie an dieser Stelle, dass Ihnen bittere Schokolade gar nicht schmeckt. Dann könnten Sie schon ein Opfer Ihrer Naschgewohnheiten und stark vom Zucker abhängig sein. Sie könnten damit beginnen, den Industriezucker generell aus Ihrer Ernährung zu streichen. Abgesehen davon, dass Ihre

Gesundheit es Ihnen dankt, werden Sie dann auch wieder ganz anders schmecken. Oder Sie schlemmen sich langsam mit den Kakaoanteilen in der Schokolade nach oben, beginnen bei 50 Prozent und steigern sich langsam.

Nicht zu vergessen sind psychologische Funktionen des Naschens wie Trost, Stressabbau, Belohnung oder sich etwas gönnen. Süßes ist eine Streicheleinheit für die Seele. In unseren hektischen Zeiten gilt es immer wieder daran zu denken, dass unter Anspannung im Gehirn gleiche Areale für Belohnung und Appetit aktiviert werden. Viele Menschen vergessen im Alltag sich selbst, das Naschen wird ein wichtiger Ersatz. Zu denken geben sollte uns allerdings, dass wir heute kaum noch ein Nahrungsmittel kaufen können, das nicht Zucker und andere raffinierte Kohlenhydrate enthält. Probieren Sie es einmal aus, selbst in Senf, Wurst und Tiefkühlgemüse finden Sie das süße Suchtmittel. Die Folgen sind u. a. Diabetes, Herzkreislauferkrankungen, Krebs und Übergewicht. Wurden im Jahr 1825 noch etwa zwei Kilogramm Zucker im Jahr pro Kopf verbraucht, essen wir heute circa 40 Kilogramm Süßes im Jahr – davon mehr als acht Kilogramm Schokolade! Die Süßwarenindustrie produziert heute jährlich etwa 3,3 Millionen Tonnen ihrer verführerischen Produkte.

AM BEISPIEL DER SCHOKOLADE, die auch zu meinen Leidenschaften gehört, möchte ich gern zeigen, dass es nicht darum geht, Süßes vom Speiseplan zu streichen. Das wäre eine fatale Einbuße an Lebensqualität. Es geht darum, bewusst das Produkt und die Häufigkeit seines Genusses auszuwählen, das dem Körper gut tut und Ihre Ziele wie Energie, Gesundheit und Wunschform unterstützt.

Als ich begann, mich vor etwa sieben Jahren intensiver mit Theorien rund um den Blutzuckerspiegel zu befassen, suchte ich nach einer Möglichkeit, dieses damals relativ unbekannte Konzept Menschen näher zu bringen. Ich suchte nach einem Nahrungsmittel, was jeder mag und jeden interessiert und anhand dessen mit falschen Ansichten über Ernährung, besonders der Genussfeindlichkeit, aufgeräumt werden konnte. Überglücklich wurde mir klar, dass ich dies mit Kakao und daraus hergestellter dunkler Schokolade gefunden hatte. Die meisten Menschen dachten und denken, dass Schokolade an sich auf Grund des hohen Kalorien- und Fettgehaltes zu den verbotenen Früchten zählt. Stellt man sich jedoch auf das Blutzuckerkonzept ein, interessieren der hohe Kakaoanteil und der niedrige Zuckergehalt. Deshalb ist eine meiner Lieblingsthesen für meine Vorträge geworden: „Essen Sie mehr dunkle Schokolade als Brot!" Sie sind inzwischen in der glücklichen Lage zu beurteilen, warum das funktioniert.

Nicht umsonst wird die Kakaopflanze „Speise der Götter" genannt: Kein zweites Mal hat die Natur so viele wertvolle Nährstoffe auf so kleinen Raum zusammengedrängt und selten ist erlaubt, ja erwünscht, was auch schmeckt! Wie geht es Ihnen, wenn Sie an Schokolade denken? Lassen wir die amerikanische Autorin Elaine Sherman uns aus dem Herzen sprechen: „Schokolade ist wunderbar, mild, sinnlich, tief, dunkel, üppig, befriedigend, potent, massiv, cremig, verführerisch, anregend, prachtvoll, exzessiv, seidig, glatt, luxuriös, himmlisch. Schokolade ist Ruin, Glück, Vergnügen, Liebe, Ekstase, Phantasie ... Schokolade macht uns böse und schuldig, lässt uns sündigen, macht uns gesund, elegant und glücklich." Einig ist man sich, dass Schoko-Esser grandiose Genussmenschen sind, die immer gut gelaunt und beschwingt durchs Leben gehen.

SCHOKOLADE IST GESUND. Wenn wir von den positiven Wirkungen der Schokolade sprechen, sind natürlich die hochprozentigen Sorten gemeint. Vollmilchschokoladen enthalten um die 50 Prozent Zucker, in weißer Schokolade ist sogar das Kakaopulver entzogen, der Name Schokolade daher gar nicht wirklich passend. Denn den gesunden Einfluss entfaltet der Kakao. Damit ist das Wertvollste an der Schokolade auch dieser und nicht etwa die Milch. Die im Kakao enthaltene Ölsäure senkt das Gesamt-Cholesterin und fördert die Produktion des guten HDL-Cholesterins, das besonders in Stresssituationen abgebaut wird. Tannine, Fluor und die Phosphate besitzen

Schokoladenquiz

1. Wie viel Milka-Schokolade wurde von 1901 bis 2001 in Deutschland verzehrt?
2. Wie viel Prozent der Frauen glauben schokoladensüchtig zu sein?
3. Macht Schokolade die Zähne kaputt?
4. Enthält Schokolade Ballaststoffe?
5. Welche Grundregeln gibt es für die Lagerung von Schokolade?
6. Woran erkannt man gute Schokolade?

1) etwa 1,94 Millionen Tonnen, die Tafeln ergäben 1.727.888 Kilometer 2) 39 Prozent 3) Nein, gefährlich ist der enthaltene Zucker 4) Reiner Kakao enthält genauso viel Ballaststoffe wie die gleiche Menge Vollkornbrot 5)Trocken, luftdicht, geruchsneutral, nicht im Licht, Lagertemperatur zwischen 12°C und 20°C 6) Geruch nach Kakao, Bruch glatt, nicht biegen oder splittern, auf Zunge zergehen ohne kauen, nicht rau oder zu sauer

Anti-Karies-Wirkung. Koffein, Theobromin und Serotonin besitzen stärkende und anregende Eigenschaften und wirken vitalisierend. Prof. Peter Barnes am Imperial College hat sogar gezeigt, dass das Theobromin des Kakaos wirksamer ist als das Hustenmittel Codein.

Polyphenole und Flavonoide bändigen freie Radikale. Das schützt vor Krebs und Herzinfarkt. An der Cornell Universität New York wurde gezeigt, dass eine Tasse Kakao doppelt so viele Antioxidantien als ein Glas Rotwein und dreimal so viel als eine Tasse grüner Tee enthält. Es sollte beachtet werden, dass hierfür der Kakao traditionell, also mit heißem Wasser und nicht mit Milch, gekocht werden muss. Das Milcheiweiß stört offenbar die gesundheitsfördernden Substanzen. Wollen Sie sich etwas ganz besonderes gönnen, bereiten Sie sich eine richtige heiße Schokolade und hier ist mein Rezept: Man nehme für zwei Personen 50 Gramm Bitterschokolade, schmelze sie im Wasserbad, würze mit einer Prise Pfeffer und/oder Zimt und gebe unter ständigem Rühren heißes Wasser dazu bis die gewünschte Konsistenz erreicht ist. Ich mag es gern besonders cremig. Je nach Belieben kann ein Schuss Cognac hinzugefügt werden. Vorsicht mit Schokolade ist lediglich bei zu Harn- und Nierensteinen neigenden Menschen geboten. Die im Kakao enthaltene Oxalsäure kann deren Bildung fördern.

SCHOKOLADE MACHT GLÜCKLICH. Das bilden wir uns erfreulicherweise nicht nur ein. Kakao enthält den Stimmungsaufheller Phenylethylamin in einer Menge wie kein anderes Lebensmittel. Es werden auch Endorphine, eine Art körpereigenes Opium, und ein Hauch Anandamid, ein Verwandter des Wirkstoffs, der im Cannabis seine berauschende Wirkung entfaltet, ist enthalten. Das beim Schokolade-Essen ausgeschüttete Glückshormon Serotonin hat eine Wirkung wie ein Kuss. Das weibliche Hormon Östrogen verstärkt die stimmungsaufhellende Wirkung, so dass sich die besondere Liebe der Frauen zur Schokolade durchaus biologisch begründen ließe. Finnische Wissenschaftler erforschten, dass Schwangere, die viel Schokolade essen, Kinder haben, die weniger ängstlich sind und viel lachen. Und die beste Nachricht: Dunkle Schokolade macht nicht dick, weil sie den Blutzucker konstant hält und somit das Speicherhormon Insulin nicht gebildet wird. Das funktioniert allerdings nur, wenn man sich blutzuckerbewusst ernährt.

Spielen Sie nach Lust und Laune auf der Klaviatur der Schokoladenfreuden. Aus welchem Land die Sorte kommt und wie viel Prozent Kakao – 70, 80 oder gar 99 – sie enthält, ist eine reine Geschmacksfrage. Oder aber Sie entscheiden nach dem Zweck ihres Einsatzes: Wenn Sie lange arbeiten müssen – naschen Sie Schokolade mit grünem Tee, Sie werden munter bleiben. Wenn Sie mit Reiseübelkeit zu kämpfen haben sind Ingwerstäbchen mit Schokolade anzuraten, der Magen kommt ins Gleichgewicht. Wenn Sie das Blut Ihres/rer Liebsten in Wallung bringen wollen – servieren Sie Schokolade mit Pfeffer oder Chili. Und Schokolade mit Nüssen stärkt besonders das Herz-Kreislaufsystem. Mögen Sie es knusprig, wären Sorten mit Kakao- oder Kaffeesplittern zu empfehlen. Wir sind heute in der glücklichen Lage, einem großen Angebot gegenüber zu stehen.

Genießercheckliste

- Ich entscheide mich bewusst für genussvolles Essen als Teil meiner Lebensfreude.
- Ich sammle viele Erfahrungen – Geschmacksnerven wollen trainiert werden.
- Ich lerne alle meine Sinne zu benutzen, um die Qualität des Genusses zu erhöhen.
- Ich spiele mit Verzicht und Maßlosigkeit, denn Genießen heißt beides zu können.
- Ich mache mir Vorurteile und Prägungen bewusst und lerne, mich Neuem zu öffnen.
- Ich schaffe Situationen der Entspannung, um vollkommenen Genuss zu ermöglichen.
- Ich schaffe durch Rituale Raum für Lebensfreude und Genießen.
- Ich weiß, was mir gut tut und organisiere es mir selbst.
- Ich begegne mir, Menschen und Dingen in meiner Umgebung aufmerksam und liebevoll.

Wichtig zu verstehen ist, welche die Dickmacher unter den süßen Leckereien sind. Ich schließe mich der Auffassung an, dass die Blutzuckerwirkung entscheidende Bedeutung hat. Es hilft wie immer die Überlegung, welche Bestandteile eine Süßigkeit enthält. Rosinenbrötchen sind aus hoch glykämischem weißen Mehl und Zucker hergestellt, mit Sicherheit also ungünstige Kohlenhydrate.

Bonbons bestehen fast nur aus Zucker – also ebenfalls „schlechte" Kohlenhydrate. Ein selbst bereiteter Sahnequark mit Nüssen und Vanille hingegen enthält nur niedrig glykämisches Eiweiß und Fett – also keine Kohlenhydrate und ist damit ein Schlankmacher. Obst ist ein perfektes Nahrungsmittel für schlanke und vitale Ernährung. Bitte denken Sie aber daran, im Hinblick auf den Zucker- und Vitamingehalt, bevorzugt einheimisches Obst zu wählen, nicht zu viel und verdauungsfreundlich davon zu essen. Regional und saisonal sind Klassiker bei den Ernährungstipps, die beim Obst besondere Geltung haben.

HAUSHALTSZUCKER jagt den Blutzuckerspiegel in die Höhe. Er wird optimalerweise in der täglichen Ernährung minimiert oder generell weggelassen. Zuckerbestandteile sind auf Etiketten auch deklariert als Glukose, Saccarose, Maltose oder Maltodextrin. Ebenfalls zu reduzieren sind für schlankes Naschen Produkte, deren Süße durch Honig, Ahornsirup oder Datteln erreicht wurde. Bis vor einiger Zeit war Fructose (Fruchtzucker) ein Ersatz. Der glykämische Index ist mit 20 sehr gut. Leider wird Fruchtzucker kaum noch aus Früchten hergestellt, so dass er nicht mehr uneingeschränkt zu empfehlen ist. Eine besonders gute und leckere Alternative zum Haushaltszucker ist Agavendicksaft. Birnen- und Apfeldicksaft sind weitere Süßungsvarianten. Achten Sie darauf, dass beispielsweise Marmelade nicht mit Süßstoff, sondern mit Früchten gesüßt ist. Im Reformhaus/Bioladen erhalten Sie Marmeladen oder Fruchtaufstriche, die mit Agavendicksaft gesüßt sind.

STEVIA ist ein Kraut mit rund 200-facher Süßkraft des Haushaltszuckers. Die Pflanze wird in Südamerika angebaut und hat einen leicht lakritzartigen Geschmack. Stevia hat keine Kalorien, ist pH-neutral und führt zu keinerlei Ausschüttung von Insulin. Die Blätter können als Süßungsmittel beim Teebereiten zugefügt werden. Das weiße Stevia eignet sich für die Zubereitung von Süßspeisen. Ein flüssiges Konzentrat ist inzwischen auch erhältlich. Die Pflanze können Sie zum Teil in Kräutermärkten kaufen, Pulver und Flüssigkeit in Bioläden, Reformhäusern oder dem Internet. Wundern Sie sich nicht, wenn sie als Badezusatz deklariert sind. Stevia ist bislang nicht als Lebensmittel zugelassen. Zum einen, weil die Zulassungsverfahren mit großem finanziellen Aufwand für Untersuchungen verbunden sind und dies von den kleinen Produzenten nicht geleistet werden kann. Zum anderen, weil das Interesse der Zuckerindustrie groß ist, dass Stevia keine ernst zu nehmende Konkurrenz wird.

Zum Wunschform-Naschen eignen sich Nahrungsmittel, die zwar süß schmecken, aber den Blutzuckerspiegel nur wenig anheben. Probieren Sie neben dunkler Schokolade Nüsse,

Süße Tipps

- Bereiten Sie Ihr Müsli selbst zu (Sojaflocken, gelegentlich Haferflocken).
- Stellen Sie Studentenfutter selbst her: Nüsse, Pflaumen und Aprikosen.
- Süßer Joghurt schmeckt mit Früchten, Nüssen, Vanille und Fruchtaufstrichen.
- Essen Sie bevorzugt einheimisches Obst und das frisch.
- Wenn Sie Marmelade mögen, suchen Sie Sorten nur aus Früchten.
- Essen und trinken Sie Schokolade ab 70 Prozent Kakao regelmäßig.
- Essen Sie Nüsse pur (circa 20 Gramm pro Tag) fürs Herz und gegen Stress.
- Nein zu Fertigprodukten, Zucker im Kaffee, Süßstoff, Bonbons und Co.
- Verdünnen Sie Säfte mit Wasser 1:2 bis 1:3.
- Achtung Zuckerfalle, lesen Sie gründlich Etiketten.
- Stecken Sie gegen Heißhungerattacken dunkle Schokolade und Nüsse ein.

selbst bereitete Quark- und Joghurtspeisen oder Trockenfrüchte wie Aprikosen, Pflaumen und Feigen. Es gibt sogar Gummibärchen nur aus Früchten. Ersetzen Sie aus Ihren bisherigen Rezepten einfach die ungünstigen Bestandteile zum Beispiel Milchreis durch Quinoa, das weiße Mehl in Eierkuchen durch Kichererbsenmehl. Backen Sie mit Soja- und Kichererbsenmehl und nutzen Sie die Süßkraft von Obst für Desserts. Um Appetit auf Süßes zu dämpfen eignen sich ebenfalls der Duft von Zimt und Vanille. Denken Sie hierbei außerdem an Tees. Sogar Duftkerzen haben diese Wirkung.

FARBENERGIEN von Petra Cornelia Erdmann

Farben sind die Kinder des Lichtes. Johann Wolfgang von Goethe

Liebe Leser, begleiten Sie mich am Ende dieses genussvollen Buches noch für eine kurze Weile in die Welt der Farben. Die Wirkung von Farbe hat viele Facetten. Sie verschönern unser Leben und wir greifen ganz selbstverständlich auf diese zurück, um eine gewünschte Stimmung zu erzeugen. Die Farbenforschung hat in den zurückliegenden Jahrzehnten Wesentliches und oftmals Erstaunliches hervorgebracht. Jede einzelne Farbe besitzt ihr individuelles Energiepotential. Dieses ist in der Lage, körperliches und auch seelisches Wohlbefinden auszulösen. Im Sinne der Gesunderhaltung unseres Körpers ist das Aufnehmen von farbiger Kost ein weiterer Baustein zu Balance und Wohlbefinden.

DAS AUGE ISST MIT. Geruch und Aussehen sind bei der Auswahl und der Aufnahme von Nahrung außerordentlich wichtig. Können Sie sich eine Festtafel ohne farbige Kost vorstellen? Frühstück, Mittag und Abendessen dauerhaft nur mit farblosen Nahrungsmitteln zubereitet sähe so aus: Weißbrot, Eiweiß von hart gekochten Eiern, Zucker, Quark, Reis, entrahmte Milch, Kochsalz u. ä.

An einer Versuchsperson wurde diese Art der farblosen Ernährung über einen Zeitraum von mehreren Wochen getestet. Der Proband erkrankte an Magen-Darm-Katarrh. Nachdem man die weiße Kost absetzte und die Testperson sich wieder mit farbiger Kost ernährte, verschwanden die Beschwerden innerhalb von drei Tagen. Medikamente waren nicht notwendig.

Heute haben wir zu jeder Jahreszeit ein großes Angebot an Gemüsen und Früchten. Nicht immer sind diese auch wirklich nahrhaft. Tomaten oder Erdbeeren, die wir in den Wintermonaten kaufen können, sind oft geschmacklos. Warum? Der Reifeprozess wird künstlich erzeugt. Das Sonnenlicht ist durch keine künstliche Lichtquelle zu ersetzen. Sonnengereiftes Obst und Gemüse sind hingegen sehr energiereich, geradezu ein Lebenselixier. Mit sonnenreifer Nahrung beleben wir unseren Organismus in ungeahnter Weise. Probieren Sie sonnengereiftes und künstlich gereiftes Obst und vergleichen Sie den Geschmack. Ihr Gaumen liefert Ihnen den nachhaltigen Beweis.

Ging man bisher davon aus, dass FRÜHJAHRSMÜDIGKEIT die Folge von Vitaminmangel ist, beweisen die neuesten Erkenntnisse in der Farbenforschung, dass Vitamine Farbträger sind. Frühjahrsmüdigkeit ist somit auch ein Mangel an Farben. Jedes Lebensmittel enthält, je nach seiner natürlichen Farbe, die Energie eines oder mehrerer Farbstrahlen. Die Entscheidung, was wir essen, heißt auch, welche Farbe wir zu uns nehmen. Die Auswahl der Farbe aus Obst, Gemüse, Kräutern, Hülsenfrüchten und Gewürzen bestimmt die jeweilige Energie. Die Farbe der Haut, der Schalen und des Fruchtfleisches bestimmt die darin enthaltene Farbenergie. Mit der Aufnahme von farbiger Kost – oder sollen wir sie besser Farbköstlichkeiten nennen – beeinflussen wir gezielt unseren Energiehaushalt.

APPETITANREGENDE Farben sind Gelb, Orange und Rot und „schlechten Essern" und an Appetitlosigkeit leidenden Menschen sehr zu empfehlen.

APPETITZÜGLER sind Blau und Violett. Grau verdirbt den Appetit völlig. Diese Farbe erinnert an Verdorbenes und darauf haben wir wirklich keine Lust.

WOHNRAUMspezialisten empfehlen für die Speisezimmer und Kantinen gern die aktiven Farben Gelb, Orange und Rot. Weshalb? Weil diese Farben die Lebensgeister anregen. Ihr stimulierender Einfluss wirkt nicht nur in Lebensmitteln. Farbe ist

Farbentest

1. Welche Farben in natürlichen Lebensmitteln geben uns Energie?
   gelb orange rot grün blau violett

2. Welche Farbe in natürlicher Kost erhöht die Widerstandskraft und fördert die Verdauung?
   grün blau violett gelb orange rot

3. Welche Farbe stärkt das Nervensystem und fördert eine positive Lebenseinstellung?
   rot blau grün orange violett gelb

Frage 1: rot, orange, gelb. Frage 2: grün. Frage 3: gelb.

überall und wirkt überall. Wenn Sie also ständig Essenslust verspüren, überprüfen Sie doch mal die Farbe Ihrer Küche oder Ihres Esszimmers. Eine aktive Farbe belebt. Sie fördert das Verlangen nach Essen.

DIE GUTEN GEISTER heißen Mineralstoffe und wirken unsichtbar für unser Auge in Früchten, Gemüse und Kräutern. Ihre Rufnamen sind u. a. Eisen, Kalzium, Kupfer, Jod, Phosphor. Ihre Verwandten sind die Vitamine. Danken wir diesen unsichtbaren Helfern. Sie halten uns gesund. Mineralstoffmangel oder Vitaminmangel klopft häufig mit folgenden Symptomen an die Tür: rasche Ermüdbarkeit, Konzentrationsschwäche, Reizbarkeit, Leistungsabfall und anderes mehr. Greifen Sie zu frischer Kost. Es braucht keine aufwendige Vorbereitung, um in einen Apfel zu beißen und ESSEN SIE MÖGLICHST BUNT. Der Schlüssel zur gesunden Ernährung ist und bleibt die Vielfalt und die Ausgewogenheit. Wählen Sie mindestens die Hälfte Ihrer Lebensmittel aus dem Farbenspektrum Grün bis Goldbraun. Diese Farben sind in dunkelgrünem Blattgemüse, in

Getreide, in Hülsenfrüchten. Sie finden sich in frischem Obst wie Aprikosen oder Orangen und in Karotten, Paprikaschoten, Eigelb und Ingwer. Eine ausgewogene Mischkost, regelmäßig angewandt, belohnt Sie mit einem stabilen Gleichgewicht.

PFLANZENFARBSTOFFE SIND BUNT.

Chlorophyll – der grüne Pflanzenfarbstoff – ist Hauptbestandteil aller grünen Gemüse- und Obstsorten. Er ist wichtig für Blut und Knochen sowie für die Wirksamkeit der Enzyme. Blattgrün regt den Stoffwechsel an und sorgt für ein basisches Klima im Körper. Es belebt den Kreislauf. Die Körperzellen werden gereinigt, gestärkt und neu aufgebaut. Die Leber wird gestützt und gestärkt. Nutzen Sie die Kraft der grünen Gemüse- und Blattgemüsearten wie Spinat, Grünkohl, Blattsalat und alle grünen Kräuter wie Petersilie, Kerbel, jungen Löwenzahn und junge Brennesseltriebe.

Flavonoide sind die gelb-orange Farbstoffe, die in jeder pflanzlichen und tierischen Zelle vorkommen. Sie sorgen dafür, dass chemische Reaktionen im Körper beschleunigt werden. Sie wirken gegen freie Radikale. Sie sind ein Schutzschild bei der Abwehr von Viren und Bakterien und sie beugen Entzündungen vor. Nutzen Sie die Flavonoide zum Beispiel beim Verzehr von Orangen, Mais, gelbem Paprika, Curry und Ingwer.

Anthocyanine – der blau bis violette Pflanzenfarbstoff – regt die Blutbildung an und bewahrt die Elastizität der Blutgefäße. Dieser Pflanzenfarbstoff entfaltet seine Wirkung wenn wir Blaubeeren, blaue Weintrauben und Rotkraut/Blaukraut verzehren.

Carotinoide sind gelbe bis rote (auch grüne) Farbstoffe. Diese halten unsere Schleimhäute, Haare und unsere Haut gesund. Sie stärken das Sehvermögen und unterstützen die Abwehrkräfte. Selbst eine krebsvorbeugende Wirkung wird ihnen nachgesagt. Für das Immunsystem sind die orangefarbigen und roten Carotinoide wichtig. Sie sind in Karotten, Aprikosen und in Tomaten enthalten. Für die Stärkung und Erhaltung des Seh-

Farbtipps

- Gehen Sie täglich sieben Minuten ins Freie, um Ihren Augen Sonnenlicht zu spenden.
- Wählen Sie die Farbe Ihrer Kleidung je nach Stimmung und Bedürfnis.
- Fühlen Sie sich kraftlos, wählen Sie aktive Farben wie Rot, Gelb, Orange. Bei Stress: Blau oder Grün.
- Ein Farbtest (HPM-Color-Test) errechnet nach Ihrem Biorhythmus die Farbe für jeden Tag des Monats.
- Wählen Sie bewusst die Farben für Ihre Arbeits- und Wohnräume aus.
- Nutzen Sie die Farbenergie für die Unterstützung von Körperfunktionen.
- Bevorzugen Sie frische Lebensmittel.
- Essen Sie saisonal und regional, um die volle Kraft der Nahrung zu nutzen.
- Trinken Sie frisch gepresste Säfte in der Farbe Ihres Energiebedarfes.

vermögens brauchen wir die gelben und grünen Carotinoide. Pfirsiche, Brokkoli, Grünkohl und Salat gehören zu den Hauptlieferanten. Dass Butter gut für die Augen ist, wussten schon unsere Großmütter. Butter ist die Metamorphose vom grünen Gras. Die Kuh nimmt den grünen Farbstoff auf und dieser wandelt sich zum Gelb der Mich. Am Ende wird die Milch zur Butter geschlagen. In der Butter vereinigen sich die grünen und gelben Carotinoide und diese schärfen unsere Augen.

Lycopin – das rote Carotinoid – wird von allen Carotinoiden hervorragend vom Blut aufgenommen. Der rote Farbstoff stärkt das Immunsystem, beugt Herzinfarkt und einem Schlaganfall vor. Lycopinhaltige Quellen sind Tomaten, Wassermelonen und Hagebutten. Hagebuttentee hat eine wunderbare Farbe, schmeckt köstlich und ist zu allen Jahreszeiten zu haben.

Phenole sind rot-blaue Farbstoffe und verleihen Früchten ihre typische Farbe. Sie sind enthalten in blauen Beerensorten, in Preiselbeeren, in Johannisbeeren, im Rotkohl und im Granatapfel. Phenole sind natürliche Antioxidanzien und schützen vor Zellgiften. Sie unterstützen und stärken das Immunsystem.

REISE INS LAND DER FARBEN. Farben betrachten und in ihnen schwelgen – ja, das kennen wir. Damit haben wir Erfahrung. Was wäre die Natur ohne Farben? Farbe begleitet uns durch das Jahr. Wir genießen den Wechsel der Jahreszeiten. Der zarte, grüne Schleier der Wiesen, Auen und Bäume verkündet den Frühling und den Neubeginn. Grün ist die Farbe der Hoffnung. Grün ist die Farbe der Jugend. Jemanden grün sein, heißt ihn zu mögen. Der kirschrote Sommer, mit seinen langen, flirrendheißen Tagen ist die Zeit des Reifens. Rot ist die Farbe der Lebensmitte. Reife braucht Sonne und Sonne ist Licht. Licht gibt uns Energie. Die Farbe der Energie ist das Rot.

ROT ist die Farbe der Lebenskraft, der Emotionalität, des Durchsetzungsvermögens und des festen Willens. Verwenden Sie Rot, wenn Sie sich müde und ausgelaugt fühlen. Rot steigert die Leistungsfähigkeit und den Blutdruck, regt die Verdauung an.

ORANGE ist die Farbe der Freude, der Vitalität, der Kreativität und des Selbstvertrauens. Verwenden Sie Orange, wenn Sie ängstlich sind, unzufrieden oder/und zu depressiven Stimmungen neigen. Orange regt den Kreislauf an, fördert die Verdauung und schafft gute Laune.

GELB ist die Farbe der Wärme und der Heiterkeit. Gelb hat eine anregende Wirkung auf unser Nervensystem. Verwenden Sie Gelb, wenn Sie auf geistiger Ebene viel Ballast mit sich führen. Es ist ein wirkungsvolles Antidepressivum und befreit auf der körperlichen Ebene von Schlackenstoffen im Magen und Darmbereich.

GRÜN ist die Farbe der Erneuerung, der Genesung, der Heilung und des Wohlbefindens. Verwenden Sie Grün, um Stimmungsschwankungen auszugleichen. Biostoffe in grünen Lebensmitteln schenken Ihnen Schönheit und Wohlbefinden.

Farbcheckliste

Farbe	Nahrung	Wirkung
Gelb	Äpfel, Grapefruits, Mais, gelber Paprika, gelbe Pflanzenöle	entgiftet und entschlackt, stärkt den Stoffwechsel
Orange	Karotten, Orangen, Kürbisse, Aprikosen	stimmt heiter, regt die Verdauung an, baut Umweltgifte ab
Rot	Kirschen, rote Bete, Tomaten, rote Linsen, Erdbeeren, Wassermelonen	steigert Leistungsfähigkeit, reinigt den Organismus
Grün	Salat, Brokkoli, Grünkohl, Erbsen, Bohnen, grüne Kräuter, Olivenöl	entsäuert, neutralisiert
Blau	Blaubeeren, blaue Trauben, Oliven, Rotkohl, blaue Pflaumen	beruhigt, entspannt, sorgt für erholsamen Schlaf

BLAU ist die Farbe der Ruhe, der Entspannung und der Ausgewogenheit. Verwenden Sie Blau, wenn Sie sich entspannen wollen. Blau vermindert die Pulsfrequenz, wirkt antiinfektiös, beruhigend und kühlend.

VOM SINN DER FARBEN. Farben lösen in jedem Menschen eine tiefgreifende Wirkung aus. Paracelsus, Arzt, Naturforscher, Philosoph und Wegbereiter der neuzeitlichen Medizin, sagte, der Mensch braucht zu seiner Gesunderhaltung ein ausgewogenes Maß aller Farben. Ihr Einfluss ist direkt und unmittelbar. Körper, Seele und Geist werden gleichermaßen berührt.

Farbe ist Lebensimpuls und Grundlage für ein Leben in Harmonie und Gesundheit. Nutzen wir doch die Kraft der Farbe. Sie ist überall und sie kostet nichts.

Die besten Nahrungsmittel*

„gute" Nahrungsmittel

Buchweizen + Butter + Eier + Essig + Fruchtzucker
Geflügelwurst + Haferflocken + Hartweizennudeln + Kaki
Kalbfleisch + Kammuth + Käse + Mandarinen + Mangos
Milchprodukte Kuh (natürliche) + Möhren + Muscheln
Naturreis + Orangen + Pinienkerne + Pistazienkerne
Rindfleisch + Saure Sahne + Schlagsahne + Sonnenblumenöl
Sushi + Süßkartoffeln + Trauben + Trockenfrüchte (außer Rosinen
und Datteln) + Vollkornbrot (ohne Malz) + Vollkornnudeln
Vollgetreide + Weizenkleie

„sehr gute" Nahrungsmittel

Apfel- und Birnendicksaft + Avocados + Birnen + Bulgur
Cashewkerne + Corned Beef + Erdnüsse + Feigen + Fisch + Geflügel
Ghee + Haselnüsse + Kidneybohnen + Kirschen + Kiwis + Krebse
Kürbiskerne + Lamm + Lauch + Mandeln + Milchprodukte Ziege/Schaf
Nussöl + Olivenöl + Pampelmusen + Paranüsse + Pfirsiche + Pumpernickel
(ohne Zucker) + Rapsöl + Sauerampfer + Schokolade (70% Kakao) + Senf
Sesamöl + Shrimps + Sonnenblumenkerne + Walnüsse + Wild

„ausgezeichnete" Nahrungsmittel

Agavendicksaft + Algen + Amarant + Anis + Äpfel + Aprikosen + Artischocken
Auberginen + Basilikum + Beeren + Blumenkohl + Bohnen (grün) + Brokkoli
Chicorée + Chili + Dill + Erbsen + Fenchel + Glasnudeln (aus Mungobohnen)
Gurken + Hüttenkäse + Ingwer + Joghurt (natur) + Kakao + Kichererbsen + Kleie
Knoblauch + Kohl + Kohlrabi + Koriander + Kresse + Krabben + Kümmel
Kurkuma + Leinsamen + Linsen + Mangold + Meerrettich + Mirabellen
Mozzarella + Mungobohnen + Oliven + Oregano + Paprika + Petersilie + Pfeffer
Pflaumen + Pilze + Quark + Quinoa + Radieschen + Rhabarber + Rosenkohl
Rosmarin + Salbei + Sauerkraut + Schwarzwurzel + Sellerie + Sesam
Sojabohnen + Sojasprossen + Spargel + Spinat + Sojaflocken + Stevia + Thymian
Tomaten + Tofu + Topinambur + Vanille + Zimt + Zitrone + Zucchini + Zwiebeln + Wildreis

* unter GLYX- und Gesundheitsaspekten

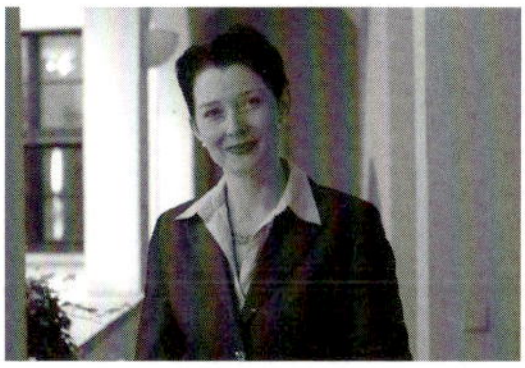

Dr. Ilona Bürgel

Ernährungspsychologin und Gesundheitscoach

Ich habe das große Glück, dass ich mich in meiner Arbeit mit dem beschäftigen kann, was mich interessiert und was mir liegt. Ich habe mich auf Themen rund um körperliche und mentale Gesundheit spezialisiert. Ich lebe was ich sage, bin ein Genussmensch, lege Wert auf ein schönes Umfeld, liebe Schokolade und Wellness.

Studium der Psychologie in Leipzig, seit Mitte der 80er Jahre Spezialisierung auf Ernährung, Gesprächsführungstraining, Verhaltenstraining, Entspannungstechniken, NLP, Kinesiologie, Mentalfeldtherapie, intuitive Beratung.

15 Jahre in der freien Wirtschaft, Referentin für Bildungswerke, Kammern, wissenschaftliche Kongresse, Krankenkassen, Autorin im Eigenverlag und für Printmedien, Radio, Fernsehen, Beratung von Unternehmen und Privatpersonen zu Leistungsfähigkeit, Stress- und Ressourcenmanagement, mentaler und körperlicher Gesundheit sowie Wunschgewicht, freiberuflich in eigener Praxis in Dresden tätig.

www.ilonabuergel.de T 0351.810 66 80

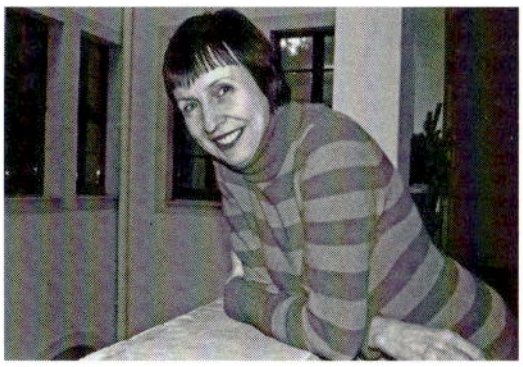

Petra Cornelia Erdmann

Persönlichkeitstrainerin

1990 erfuhr ich von einer Freundin, dass es einen Beruf gibt, der sich mit Farbwirkungen befasst und ich begann die Ausbildung zur Farbanalystin. Diese Entscheidung und den Schritt in die Selbstständigkeit, habe ich nie bereut. Im Mittelpunkt meines Wirkens stehen Menschen in ihrer Vielfalt und ihrer Individualität.

Studium an der Fachhochschule für wissenschaftliches Bibliothekswesen in Leipzig, Ausbildung zur Farbanalystin bei cmb in Salzburg, Trainerin für Kommunikation, Verkaufstrainerin, Fernstudium Grundlagen der Psychologie, angewandte Kinesiologie: Touch für Health, Träume und Traumarbeit.

Seit 1992 selbstständige Trainings- und Beratungstätigkeit zur Persönlichkeitsentwicklung (Rhetorik, Gesprächsführung, Konfliktkompetenz, natürliche Autorität und Charisma, Achtsamkeit, Entschleunigung, Ressourcenfindung) und der praktisch angewandten Farbenlehre, Vorträge und Workshops, Hörerforen bei MDR-Radio Sachsen, Fachartikel und Presseberaterin.

www.persona-pe.de T 0351.810 66 80

Literaturverzeichnis

Am J Med 2007; 120 (7): 598-603 – Klinikarzt 2007; 36(7): 370.

Am J Clin Nutr 2006; 84: 427-433 – Diabetes Depesche 8/8 2007.

Dr. med. Bruker, M.O.: Idealgewicht ohne Hungerkur, Verlag für Ernährung, Medizin und Umwelt 1994.

Arntz, William, Chasse, Betzy, Vicente, Mark: Bleep, VAK Verlags GmbH Kirchzarten bei Freiburg 2006.

Campos, Paul: The Diet Myth, Gotham Books, 2005.

Chiazzari, Suzy: Das große Farbenbuch, Goldmann Verlag 2002.

Dahlke, Rüdiger: Gewichtsprobleme, Droemersche Verlagsanstalt Th. Knaur, 1989.

Dr. Emoto, Masaru: Die Antwort des Wassers, KOHA Verlag GmbH Burgrain, 2001.

Dr. med. Funfack, Wolf: Metabolic Balance, Südwest Verlag.

Gaesser, Glenn A.: Big Fat Lies, Gürze Books, 2002.

Glenville, Marilyn: Fettfalle Apfeltyp, Knaur Ratgeber Verlag 2006.

Haufe, Eva u.a.: Die dritte Pfundskur in Sachsen, Poster zum 1. Präventionskongress 2005.

Freistaat Sachsen. Staatsministerium für Soziales: Zweite sächsische Verzehrstudie, Dresden, 2006.

Herden, Birgit: Einfach essen, Die Zeit, 09.11.2006 Nr. 46.

Hulke, Waltraud-Maria: Das Farbenbuch, Windpferd Verlag 1992.

Huke, Waltraud-Maria: Das Farbenheilbuch, Windpferd Verlag 1997.

Kasper, Heinrich, Ernährungsmedizin, Urban & Fischer 2004.

Klinghardt, Dietrich: Mentalfeld Therapie I, INK Institut für Neurobiologie nach Dr. Klinghardt GmH.

Kröger, Ilona: Abnehmen mit Klopfakupressur, VAK Verlags GmbH, Kirchzarten bei Freiburg 2006.

Lipton, Bruce H. Intelligente Zellen, KOHA-Verlag GmbH Burgrain.

Mandel, Peter: Lichtblicke in der ganzheitlichen Medizin, Energetik Verlag 1999.

McDermott, Ian; O'Connor, Joseph: NLP und Gesundheit, VAK Verlags GmbH Kirchzarten b. Freiburg 1999.

Montignac, Michel: Die Montignac Methode, Artulen Verlag, 1999.

Peeke, Pamela: Fettfalle 40, Weltbild 2006.

Podell, Proctor: The G-Index Diet, Warner Books, 1993.

Pollmer, Fock, Gonder, Haug: Prost Mahlzeit. Krank durch gesunde Ernährung, Kiepenheuer & Witsch, 1999.

Psychologie heute compact, 2006, Heft 14.

Seifen, Martina: Die große Farbdiät, Ehrenwirth 2003.

Sher, Barbara: Wishcraft, Edition Schwarzer 2005.

Storch, Maja: Mein Ich Gewicht, Pendo München und Zürich 2007.

Strunz, Ulrich: die diät, Heyne Verlag, 2002.

Tesch, Sibylle: Schlank werden beginnt im Kopf, Humboldt Verlags GmbH, 2005.